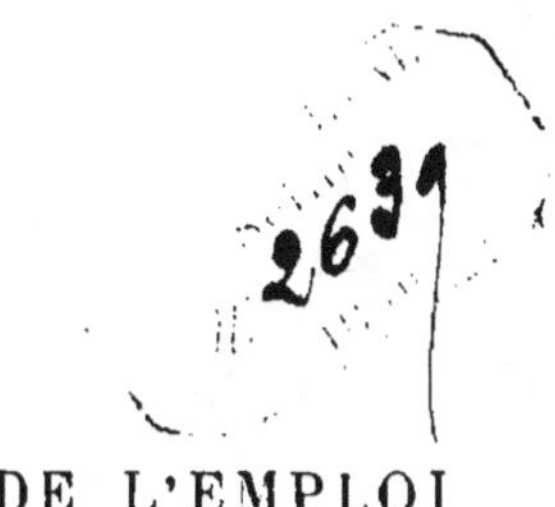

DE L'EMPLOI

DES

AFFUSIONS FROIDES

DANS LE TRAITEMENT

DE LA FIÈVRE TYPHOÏDE ET DES FIÈVRES ÉRUPTIVES.

DE L'EMPLOI
DES
AFFUSIONS FROIDES
DANS LE TRAITEMENT
DE LA FIÈVRE TYPHOIDE ET DES FIÈVRES ÉRUPTIVES

PAR

J. L. DE LAMBERT

DOCTEUR EN MÉDECINE
ANCIEN ÉLÈVE DES HÔPITAUX.

PARIS
ADRIEN DELAHAYE, LIBRAIRE-ÉDITEUR
PLACE DE L'ÉCOLE-DE-MÉDECINE

1870

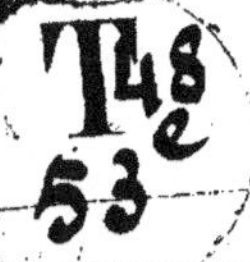

DE L'EMPLOI

DES

AFFUSIONS FROIDES

DANS LE TRAITEMENT

DE LA FIÈVRE TYPHOIDE ET DES FIÈVRES ÉRUPTIVES

PAR

J. L. De LAMBERT

DOCTEUR EN MÉDECINE

ANCIEN ÉLÈVE DES HÔPITAUX.

PARIS

ADRIEN DELAHAYE, LIBRAIRE-ÉDITEUR

PLACE DE L'ÉCOLE-DE-MÉDECINE

—

1870

DE L'EMPLOI

DES

AFFUSIONS FROIDES

DANS LE TRAITEMENT

DE LA FIÈVRE TYPHOIDE ET DES FIÈVRES ÉRUPTIVES

AVANT-PROPOS

C'est dans le service de M. le professeur Sée, à l'hôpital Beaujon, que nous avons vu, pour la première fois, appliquer avec succès les affusions froides dans le traitement de la fièvre typhoïde. Depuis, l'éminent professeur de clinique a constaté les heureux résultats de leur emploi, non-seulement contre cette maladie, mais aussi contre certaines fièvres éruptives. Cette méthode thérapeutique est pourtant très-peu usitée en France, malgré les éclatants et irrécusables avantages qu'en ont retirés une foule de médecins anglais et allemands. Elle a eu à lutter dans ce pays contre certains préjugés de la part des médecins, et elle a surtout rencontré de fortes répugnances chez les malades. Nous avons donc cru utile de réunir sur ce sujet les nombreux documents étrangers, d'en discuter et d'en démontrer la valeur réelle, et de donner ainsi une nouvelle impulsion à la pratique d'une méthode de thérapeutique qui nous paraît appelée à rendre, dans certains cas, de véritables services.

Dans un premier chapitre, nous ne croyons pas faire une digression superflue, en faisant une esquisse rapide des divers modes d'emploi de l'eau froide, usités actuellement dans les maladies desquelles il s'agit ici ; car on associe souvent les affusions avantageusement à certains autres procédés hydriatiques.

Dans un deuxième chapitre, nous exposerons l'action physiologique des affusions froides, qui est, du reste, à peu de chose près, celle de l'eau froide en général.

Nous passerons alors à un troisième chapitre, dans lequel nous aurons à étudier les effets thérapeutiques de la méthode qui fait l'objet de ce travail.

Nous les examinerons séparément dans la fièvre typhoïde et dans les fièvres éruptives, la scarlatine, la rougeole et la variole. A ce propos, nous aurons l'occasion de traiter de l'historique de cette méthode, dans ces deux classes de maladies. Chemin faisant, nous décrirons la fièvre typhoïde normale et anormale, en insistant plus spécialement sur la marche de la température, marche qui a été l'objet des savantes leçons du professeur Sée, faites l'année dernière à la Charité, et publiées dans la *Gazette des hôpitaux* et les *Bulletins thérapeutiques de* 1869.

De cette étude ressortiront nettement les indications et contre-indications de l'emploi des affusions, et surtout du moment précis auquel il faut les appliquer.

Nous suivrons le même programe en ce qui concerne les fièvres éruptives et nous réunirons enfin dans un dernier paragraphe les conclusions auxquelles nous croirons devoir nous arrêter.

Mais, avant d'aller plus loin, nous prions notre cher et vénéré maître, M. le professeur Sée, de vouloir bien recevoir ici l'expression de toute notre gratitude pour la bienveillance dont il nous a constamment honoré, et pour les savants conseils qu'il a toujours su nous prodiguer, tout spécialement pendant les deux années de notre externat dans son ancien service, à l'hôpital Beaujon.

Nous remercions de même cordialement notre excellent ami, M. le Dr Meuriot, ancien interne des hôpitaux, pour l'obligeant concours qu'il nous a prêté dans les recherches nombreuses que nous avons dû faire, et dans la rédaction de cet ouvrage, si difficile pour un étranger.

CHAPITRE I.

DES DIVERS MODES D'EMPLOI DE L'EAU FROIDE CONTRE LA FIÈVRE TYPHOÏDE ET LES FIÈVRES ÉRUPTIVES.

L'eau froide a été de tout temps employée sous diverses formes contre ces deux classes de maladies, et maintenant encore les différents procédés de son application sont assez nombreux. On peut cependant les réduire à quatre principaux que nous voulons indiquer dans ce paragraphe.

Mais, avant de faire cette énumération succincte, nous croyons nécessaire d'expliquer, par quelques mots seulement, ce qu'on entend par « eau froide » et d'indiquer quelques substances qu'on ajoute à cette dernière, spécialement dans certains procédés hydrothérapiques.

D'après Currie, d'accord en cela avec les auteurs modernes, on doit considérer l'eau comme froide, lorsqu'elle a une température de 4, 4°, 10°, 14°, 21-1, centigrades. Lui et ses plus fervents admirateurs, Kolbany et Frohlich préfèrent généralement l'eau à 4,-5° c. Les auteurs modernes prennent comme moyenne pour toutes les méthodes la température de 16,-12° c. Quelle que soit la méthode employée, disent-ils avec Currie et ses successeurs, les effets obtenus sont d'autant plus accentués que la température de l'eau et de l'air ambiant est plus basse et que la durée de l'application est plus longue. Ainsi, il faut en général, avec une plus forte fièvre, diminuer proportionnellement la température de l'eau employée.

Sans vouloir empiéter sur le sujet à traiter dans le chapitre troisième, nous notons seulement, pour n'y plus revenir, que dans la fièvre typhoïde, cependant, Brand recommande de ne pas trop descendre ; au commencement de la maladie, il indique comme moyen terme 12, 5° c. et plus tard, pas plus bas que 17, 5° c. Selon lui, les cas légers supportent plus facilement les basses températures que les cas graves.

Quant aux substances qu'on ajoute quelquefois à l'eau des bains ou lotions, elles sont nombreuses et leur nombre varie à l'infini, selon les idées des médecins, aussi ne voyons-nous aucun intérêt spécial à en faire ici une liste plus ou moins longue.

Indiquons seulement quelques-unes des plus usitées: ainsi, le vinaigre, le jus de citron et le sel ammoniac en petite quantité. Ces substances servent avec la glace dans les pays chauds principalement à refroidir l'eau. Currie s'est souvent servi d'eau salée.

Voici maintenant les différents modes d'emploi de l'eau froide contre la fièvre typhoïde et les fièvres éruptives.

1° *Les lotions générales*, sorte de lavage qui se fait avec un linge, ou une éponge ou avec les mains, et qui est toujours accompagnée de frictions plus ou moins fortes exercées sur la peau.

Elles peuvent avoir lieu dans le lit même du malade ou bien on le transporte à cet effet dans un lieu spécial. Les uns essuient le malade après ce procédé; les autres ne le font pas et se servent éventuellement d'un courant d'air pour les sécher. Entre les premiers, il faut compter Cardanus et Celsus dans les temps anciens ; puis, plus tard, Septalius, Smith, Floyer, Boerhaave, Bernarde, Maria de Castrogianne et les de Hahn ; enfin Currie qui employait ce procédé quelquefois, mais plutôt exceptionnellement, de même que Brandis, Gomez et de Gietl, ce dernier avec de l'eau glacée.

Partisans de la seconde manière étaient Brandis, Muller, Fröhlich, Kolbany et Weisflog (contre la fièvre puerpérale). Ils faisaient faire jusqu'à 12 lotions par jour en les associant le plus souvent à l'application de compresses froides, parfois même aux affusions. Un de leurs préceptes était de se servir d'une eau d'autant plus froide que la peau du malade était plus chaude et plus sèche. Brandis cependant proscrit ce procédé lorsqu'on constate une paralysie des vaisseaux périphériques et des pétéchies. On pensait, par ces lotions, diminuer d'une part de beaucoup les dangers de la contagion et de l'autre la gravité de la fièvre typhoïde, en la modérant successivement pendant un certain temps chaque fois, ce qu'on obtient incontestablement, selon Brandis, par ce procédé. Gomez dit avoir obtenu des succès remarquables par cette méthode, dans une épidémie de fièvre typhoïde sur la flotte portugaise où il a traité ainsi 220 malades sans avoir eu à déplorer une seule mort.

Mais sa façon de procéder se rapproche déjà beaucoup des affusions, de sorte qu'il n'est pas à sa place d'y insister plus spécialement ici. M'Gregor prétend également avoir vu leurs bons effets dans les fièvres typhoïdes traitées ainsi aux Indes.

Currie ne se décidait aux lotions que lorsqu'il était dans l'impossibilité d'appliquer les bains ou les affusions, car, suivant son opinion, le corps malade supporte plus difficilement l'excitation graduelle et lente produite par les lotions que l'excitation rapide et passagère obtenue par les affusions.

C'est dans cette catégorie que rentrent aussi, ce nous semble, les *passes d'eau froide*, préconisées par le Dr Wanner.

On passe nuit et jour une brosse ou un blaireau légèrement mouillé sur tout le corps. Par cette méthode, ce médecin dit être arrivé à guérir en quinze jours toutes les fièvres typhoïdes chez lesquelles il a pu instituer ce traitement avant le huitième jour de la maladie. Jamais il n'a observé de convalescence ni aucune des suites fâcheuses qui accompagnent si fréquemment les cas graves. Nous laissons le lecteur juge de ces faits qui nous paraissent quelque peu exagérés.

Enfin nous ne pouvons oublier les belles leçons de Trousseau dans lesquelles il recommande vivement les lotions, spécialement avec de l'eau vinaigrée, dans certains cas de fièvre typhoïde et de scarlatine à forme ataxique. Il les considère comme souvent insuffisantes mais préparant bien le malade et son entourage à l'application des affusions froides qui rencontrent toujours de bien plus grandes difficultés de leur part. Il a certainement observé à la suite des lotions, la diminution du pouls, de la température, du délire et des modifications heureuses dans l'état de la peau. Il cite à ce propos Pomme et Schedel.

2° *Les compresses froides et les enveloppements.* C'est la méthode de Priessnitz; elle date cependant d'avant lui, car Celsus, Harvey, Hahn, Kinglake et même Currie la connaissaient et la pratiquaient, quoique rarement, et sous la forme la plus simple. De Gietl, après l'avoir essayée dans ces derniers temps à plusieurs reprises, l'a abandonnée, alléguant que la température s'élève trop vite de nouveau après l'application des compresses et enveloppements et que les malades présentent après des sueurs profuses et dangereuses. Tel n'est pas l'avis de quelques auteurs très-modernes, entre autres Niemeyer et Winternitz.

Le premier procède de la façon suivante : on trempe un grand drap double ou quadruple dans de l'eau froide, on l'exprime bien et on l'étend sur une couverture de laine. Le malade, complétement deshabillé, est enveloppé successivement dans le drap mouillé d'abord, et puis dans la couverture. Il reste ainsi de 10, 15, 20 minutes. Pendant ce temps, on prépare à côté le second enveloppement et ainsi de suite 3-7 fois en une séance. Liebermeister procédait ainsi trois fois par jour.

Peu de temps après, on habille le malade et on le couche ainsi dans son lit. Plus ces enveloppements se succèdent rapidement, plus la diminution de la température, but principal, est considérable.

Nous indiquerons plus tard quelques particularités que Niemeyer a observées dans l'emploi des enveloppements auxquels cependant il préfère maintenant les bains froids surtout à la manière de Zimssen, car les obligeantes communications qu'ont bien voulu nous donner MM. les Drs Beni-Barde et Duval, nous savons qu'ils emploient l'eau froide de cette façon très-avantageusement dans les fièvres typhoïdes et les scarlatines graves. C'est encore ici que nous devons placer les succès obtenus par Winternitz qui applique des enveloppements partiels spécialement autour du tronc, contre la fièvre typhoïde en les alternant avec d'autres procédés hydriatiques. Nous aurons du reste occasion de revenir sur son travail publié récemment.

3° *Les bains froids.* Les médecins des siècles précédents trempaient leurs malades entièrement dans un bain froid, mais ne les y laissaient que quelques secondes et répétaient cette manœuvre plusieurs fois de suite. C'est ainsi qu'agissaient Hippocrate, Pline l'aîné, Avicenne, Schenk, Lind, Wright, Girdlestone, Cochrane, Nevis, Currie et Milius.

Mais le plus grand nombre des médecins hydropathes de notre siècle préconisent plutôt les bains froids véritables, où on laisse le malade pendant un certain temps qui varie entre 4-30 minutes. Ces bains peuvent être partiels et s'appellent alors bains de siége (méthode de Weisflog, et demi-bains (méthode de de Gietl), ces derniers se rapportant plutôt aux affusions, car, d'une part, on ne néglige jamais de verser de l'eau sur le malade, et, d'autre part, les affusions sont souvent administrées dans un demi-bain.

Les bains entiers constituent une méthode thérapeutique complète pour les maladies desquelles nous traitons ici. Ils sont préconisées surtout par Bartels et Gurgensen, qui cependant recommandent, dans les cas où les phénomènes cérébro-spinaux paraissent très-accentués, de pratiquer simultanément des affusions froides. Hagenbach et Liebermeister ont fait ces derniers temps des recherches cliniques très-étendues sur l'action de ces bains entiers.

Nous ne devons, enfin, pas passer sous silence la méthode de Ziemssen et Immermann, médecins à Erlangen, qui tout récemment ont élevé au-dessus de toute autre méthode hydrothérapique, les bains entiers, dont on diminue successivement la température pendant que le malade s'y trouve. Comme nous voulons traiter ici spécialement des affusions froides, nous pensons qu'il serait inutile de nous arrêter davantage à ces divers procédés hydriatiques à leur mode d'action.

4° *Des affusions froides.* — Déjà Septalius, Smith et les Hahn, et d'autres les pratiquaient, mais sans avoir simultanément recours au thermomètre pour contrôler leurs effets. Ce n'est que Wright, médecin de la marine anglaise, et principalement Currie à Liverpool, qui les appliquèrent méthodiquement, ce dernier le thermomètre à la main. Currie a entrepris une étude détaillée de leurs effets physiologiques et thérapeutiques qui se trouvent consignés dans un volumineux traité, qui a paru pour la première fois en 1798. Le jugement qu'il a porté sur ce sujet et les opinions qu'il y a émises peuvent être considérés comme justes, même maintenant; attendu que les auteurs modernes n'ont fait qu'ajouter le contingent de leurs propres expériences. Si cependant ils ne se trouvent pas toujours d'accord avec Currie, et si en effet les préceptes du médecin anglais ne doivent pas être suivies mot à mot, cela tient à ce que de nouvelles lumières ont été apportées par les progrès incessants et considérables que la médecine physiologique a faits dans ces derniers temps. Ces lumières nouvelles, renforcées encore par l'application d'instruments plus précis, mis à la portée de tout le monde, ont permis aux observateurs de ce siècle d'asseoir cette méthode thérapeutique précieuse sur une base solide. C'est ce que nous nous efforcerons de prouver.

L'*affusion froide* (*affusio*, de *affundere*, verser, répandre) telle que nous l'entendons ici, est un procédé de la méthode hydrothérapique, qui consiste à verser sur tout le corps une certaine quantité d'eau froide. Elle se distingue donc essentiellement des procédés décrits antérieurement, par un point principal, qui est celui que l'eau tombe sur le corps soumis aux affusions avec une certaine force de projection, qui s'ajoute encore aux autres effets produits par les procédés précédents et rend l'impression du froid plus vive, plus forte et plus brusque. — La secousse éprouvée par le système nerveux est donc plus violente et partant les phénomènes consécutifs à cet ébranlement nerveux sont aussi plus accentués et plus énergiques.

Voici comment on procède : on place le malade complétement nu dans une baignoire vide, ou dans laquelle on n'a mis de l'eau froide qu'à une hauteur de quelques centimètres. Dès que le malade s'y trouve, on lui verse sur la tête, lentement, de l'eau froide, à l'aide d'un seau ou de tout autre vase à large ouverture, et pouvant contenir environ 10-20 litres. Celui qui est chargé de verser l'eau, doit se placer sur une chaise près de la baignoire, pour que l'eau à verser tombe d'une hauteur suffisante pour lui donner une force de propulsion assez forte. Sur ces préceptes importants, les auteurs français, Récamier, Chomel, Cruveilhier, Rayer, Gendrin, Trousseau, qui pratiquaient des affusions dans quelques cas isolés de fièvre typhoïde, variole ou scarlatine très-grave, n'ont point insisté suffisamment, et Fleury a raison lorsqu'il le leur reproche dans les quelques lignes qu'il consacre, dans son ouvrage étendu sur l'hydrothérapie, aux affusions appliquées aux maladies dont il s'agit.

Car, en effet, si on verse l'eau à une petite distance de la tête du patient, elle ne produira pas à un degré suffisant cette secousse salutaire qu'on désire ; en outre, si le vase n'a pas une ouverture assez large pour laisser passer une quantité d'eau considérable à la fois, il n'en tombera pas assez pour que le corps tout entier du malade en soit couvert instantanément. De cette façon l'impression sera aussi beaucoup plus désagréable, tout en étant moins efficace. — Sur la durée d'une affusion les auteurs cités ci-dessus se sont mépris aussi ; — car il ne faut pas qu'elle se prolonge jusqu'à 4-5 minutes, comme ils le disent, attendu que de cette façon on exposerait le malade à des accidents de refroidissement, formidables quelquefois, et qui n'ont peut-être pas peu contribué à l'abandon en France de cette méthode hydrothérapique, qui parut ainsi trop dangereuse. — L'affusion, dans son ensemble, ne doit pas dépasser 2-3 minutes tout au plus. — C'est un temps très-suffisant, pour verser une grande quantité d'eau sur le malade, pourvu qu'on procède avec la célérité et la dextérité voulue. A cet effet il faut que le nombre de seaux d'eau qu'on jugera utile de verser sur le malade, soit précisé d'avance et qu'ils soient préparés et placés près de la baignoire avant de commencer l'opération, de sorte que l'affusion puisse être pratiquée d'une manière pour ainsi dire continue. Quelques médecins prescrivent des frictions plus ou moins fortes, faites avec la main, et exercées sur le malade pendant l'affusion. Nous pensons que, sans être inutile, cette dernière recommandation n'est pas d'une importance absolue, attendu que d'une part l'eau froide est parfaitement capable, à elle seule, de produire l'impression nerveuse et la diminution de température voulues; d'autre part, il faudrait pour cela encore un aide de plus, circonstance quelquefois difficile à remplir. Il est inutile de multiplier ainsi les difficultés d'exécution que ce procédé rencontre déjà lorsqu'on l'applique chez des malades soignés à domicile.

Après l'affusion, le malade est transporté dans son lit, enveloppé dans une couverture de laine doublée d'un drap frais, et doit rester ainsi jusqu'à la prochaine affusion, ou jusqu'à ce qu'il soit complétement réchauffé, moment auquel on pourra le revêtir de linge frais.

Notons encore, pour ne rien oublier, la méthode de

Bartels-Jurgensen à Kiel, qui consiste dans l'application des affusions froides, pendant que le malade est dans un demi-bain, lui allant, dans la position assise, à peu près jusqu'à l'ombilic.

Enfin, nous signalons encore, en passant, les *douches* d'eau froide qui rentrent encore dans la catégorie des affusions.

CHAPITRE II.

DES EFFETS PHYSIOLOGIQUES DES AFFUSIONS FROIDES.

Le but principal de ce modeste travail est de combattre les préjugés et timidités qui s'opposent à la généralisation d'une méthode thérapeutique, que nous croyons très-utile dans un bon nombre de cas; mais nous voudrions aussi le prémunir contre un discrédit, qui pourrait l'atteindre par son emploi inconsidéré, et ne reposant sur aucune base solide. Suivant en ceci les préceptes de notre maître, M. le professeur Sée, nous prendrons donc ici à tâche de démontrer que cette bienfaisante pratique a aussi sa justification théorique. Il ne faut pas, en effet, qu'une méthode thérapeutique ou un médicament quelconque soit appliqué seulement parce que les succès qu'on en a obtenus sont en nombre suffisant pour inspirer la confiance en son emploi. Ce qui est nécessaire avant tout, pour tout médecin qui veut se rendre un compte exact de la nature de son intervention, de la ligne qu'il doit suivre dans le traitement de telle ou telle maladie, ce n'est pas une statistique plus ou moins empirique, mais bien une explication claire et nette des effets thérapeutiques, basée sur la physiologie expérimentale et la clinique. Si maintenant nous sommes arrivés à procéder ainsi dans l'étude et l'application de chaque médication ancienne ou nouvelle, nous le devons certainement en grande partie au savant professeur que je viens de nommer; c'est lui, en effet, qui, par son enseignement théorique et clinique, a donné cette nouvelle impulsion aux applications de la physiologie à la clinique, que nous constatons depuis quelques années et qui ne tarderont pas à donner les meilleurs résultats.

Les effets physiologiques des affusions froides se résument en deux actes principaux: l'abaissement de la température, l'excitation du système nerveux.

C'est ce qui ressort, sans contredit, de toutes les recherches et des nombreuses observations qui ont été faites soit par voie d'expérimentation, soit surtout par la clinique. Si donc nous arrivons, dans les lignes qui suivent, à démontrer réellement ces points importants, nous aurons avancé la question déjà de beaucoup. Nous aurons donné d'emblée l'explication de l'efficacité des affusions froides dans les fièvres typhoïdes graves et les fièvres éruptives du même genre.

A côté de ces effets principaux, nous en observerons cependant d'autres, qui à première vue semblent être d'un tout autre ordre, quoiqu'ils ne soient en réalité que dépendants des deux premiers. Il importe donc que nous tracions un tableau sommaire des effets immédiats ou éloignés qu'on observe à la suite d'une affusion froide pratiquée sur le corps humain en état de santé. Nous rechercherons ensuite le mécanisme de la production de ces effets, en nous aidant à ce propos des données de la physiologie.

L'impression du froid, que ce dernier provienne d'une affusion ou de tout autre procédé hydrothérapique, donne lieu à des phénomènes complexes, locaux et généraux, qui ont leur siége à la fois dans la peau, dans les vaisseaux capillaires, artériels et veineux, dans les muscles de la vie animale et de la vie organique, dans les organes glandulaires et dans le système nerveux central et périphérique. Ces phénomènes témoignent d'une modification plus ou moins marquée de l'innervation cérébro-spinale et sympathique, de la circulation, de la calorification, des sécrétions, de la nutrition interstitielle, de la contractilité musculaire, etc. Ils sont en général d'ordre réflexe et consistent en un spasme d'éléments contractiles du derme (chair de poule), la contraction des vaisseaux capillaires cutanés, d'où résultent l'arrêt de la circulation périphérique, la pâleur de la peau, l'effacement du relief des veines sous cutanées, la sensation de refroidissement et de refoulement du sang vers les organes splanchniques. C'est encore le ralentissement du pouls, qui diminue de 8-20 pulsations, devient dur, petit, concentré, presque insensible, tandis que les battements de cœur conservent en général leur force normale ou bien offrent un accroissement d'énergie; ce sont, enfin, les contractions cloniques des muscles de la vie de relation (frisson, tremblements des membres, claquements de dents, respiration saccadée, entrecoupée, haletante) et les contractions toniques de certains muscles de la vie organique (évacuation des réservoirs naturels, de la vessie, etc.).

Enfin, si on prend exactement la température de l'individu soumis à une affusion froide, on observe, sans exception, un abaissement de la température générale, après une application suffisamment longue; abaissement qui peut varier de 0,5° — 3°, voire même dans quelques cas, rares à la vérité, jusqu'à 4 ou 5° centigrades. Cette diminution de la chaleur est un phénomène constant, irrécusable (Currie, Liebermeister, Weisflog, etc.).

A ce spasme, en quelque sorte universel, décrit plus haut, succède une détente plus ou moins rapide ; la circulation périphérique, reprenant son cours par suite de la cessation de la contraction capillaire, fait affluer le sang vers toutes les parties où le contact de l'eau froide l'avait suspendu ; la peau se colore, la chaleur revient avec le sang, qui en est la source et le véhicule, la chair de poule, le frisson, le tremblement général cessent, la respiration *devient régulière, large, profonde ;* le pouls est plein, large, fort; les mouvements ont plus de souplesse, d'agilité, d'énergie; enfin si l'application froide a été convenablement faite, à la sensation pénible, causée par la première impression du liquide, succède le sentiment général de bien-être, qui dure pendant un temps plus ou moins long.

Voilà le phénomène qu'une affusion de 10-15° centigrades produit à l'état de santé.

On appelle réaction, l'ensemble des phénomènes qui se produisent pendant le temps qu'il faut à l'économie pour revenir à son état primitif, changé par l'action de l'eau froide.

La durée de l'application et la température plus ou moins basse du liquide influent sur la promptitude avec laquelle cette réaction se produit; on peut même l'empêcher de se produire si on la prévient par une nouvelle application de l'eau froide.

Mais revenons maintenant sur les deux effets principaux, qui produisent et résument tous les autres et qui constituent le rôle efficace des affusions froides dans la fièvre typhoïde et les fièvres éruptives; je veux parler de l'abaissement de la température et de l'excitation du système nerveux.

Il importe donc d'établir d'une manière péremptoire que l'action des affusions froides sur la température, consiste bien dans un abaissement plus ou moins durable et plus ou moins considérable, mais constant.

C'est encore Currie qui le premier a fait des expériences sur des individus sains, dans le but d'étudier les effets des affusions froides dans ce sens. Liebermeister, en reprenant ces recherches expérimentales est, entre les auteurs modernes, le seul qui rappelle les recherches du médecin anglais dans cette direction. Nous ne pouvons mieux faire que d'exposer ici un résumé concis des résultats que Currie a obtenus dans ses expériences, qui sont, quant aux affusions au nombre de trois.

Affusion pratiquée avec de l'eau à 2,2 c.

1re *expérience.* — On verse sur un jeune homme, lentement, environ 20 litres d'eau froide sur la tête et les épaules pendant une minute. Le thermomètre baisse de 1,1° c.

2e *expérience.* — Même procédé, même résultat.

3e *expérience.* — Même procédé sur un individu phlegmatique. Abaissement après une minute de 0,55° c.

Nous avons voulu citer ces expériences de Currie, quoiqu'elles n'indiquent pas une diminution très-grande de la température, pour ne pas paraître éviter les arguments, qui semblent peu favorables à l'opinion que nous avons émise plus haut. Mais, que nous importe que la température n'ait pas baissé dans ces cas-là d'une façon plus marquée, quoiqu'à vrai dire, une diminution de plus d'un degré soit déjà passablement forte lorsqu'elle a lieu chez un individu sain, dont la température n'est que de 36,7° c. en moyenne. Ne voyons-nous pas, en effet, que, chez les typhiques, comme nous l'indiquerons plus tard, cet abaissement va déjà jusqu'à près de 3° c. On ne peut nier, enfin, que les données de Currie sur ce sujet ne soient que peu concluantes, puisque l'affusion ne durait que pendant une minute. Il faut en effet la faire durer de deux à trois minutes, comme nous l'avons dit précédemment, pour obtenir un abaissement de 1° à 2° c.

En outre, Currie s'est servi, pour les expériences indiquées, d'eau froide à 2,2°, — une température qui est beaucoup trop basse pour produire une soustraction de chaleur considérable; car l'abaissement de la température est bien plus accentuée, lorsque l'affusion est faite à 10-15° c, et que sa durée n'est pas trop courte. Aussi Liebermeister, Weisflog, Kernig, V. Wahle et Jurgens en arrivent-ils déjà à produire les diminutions de température plus considérables que nous avons données plus haut.

Nous devons insister tout particulièrement sur ce point, parce que c'est la diminution de la température qui constitue pour nous l'action antipyrétique des affusion froides, dans les maladies dont nous traiterons. Aussi perdraient-elles en grande partie leur valeur thérapeutique si cette diminution n'avait pas lieu. Car, quel est le phénomène le plus redoutable dans la fièvre typhoïde et les fièvres éruptives, si ce n'est celui d'une chaleur excessive; augmentation de chaleur qui nécessairement entrave et arrête l'accomplissement normal de l'échange moléculaire dans les différents tissus, le jeu régulier des fonctions essentielles à la vie; augmentation de chaleur, enfin, qui irrite d'abord passagèrement, affaiblit et paralyse ensuite le système cérébro-spinal, et est ainsi la cause première des troubles appelés ataxiques et adynamiques, qui compromettent le plus sûrement entre tous la guérison du malade.

Quant à l'action excitante qu'exercent les affusions froides sur le système nerveux, elle nous semble s'imposer d'elle-même, si on examine attentivement le tableau que nous avons tracé des phénomènes qui se produisent pendant et à la suite de leur application.

Qu'est-ce, en effet, que cette chair de poule, cette contraction des petits vaisseaux périphériques, cette pâleur de l'enveloppe cutanée, ce ralentissement du pouls, sa petitesse et sa dureté, ces contractions cloniques des muscles volontaires et les convulsions toniques de ceux de la vie organique, si ce n'est une excitation de tout le système nerveux, cérébro-spinal et sympathique? Est-ce, ensuite, autre chose que la conséquence bienfaisante de cette excitation générale et vivifiante, que tous ces phénomènes qui se produisent dans la période appelée réaction? Certes, le doute n'est pas permis. Et quand on a attribué aux affusions une action dérivative, sédative ou calmante, on a eu tort, parce que ces termes quoique justes dans un certain sens, n'expriment pas du tout la vraie nature des effets qu'on obtient par ce procédé hydrothérapique. Car, si les affusions sont calmantes, elles le sont à titre d'excitants, parce qu'en réveillant la vie, l'activité normale et régulière des centres nerveux, elles mettent fin à leur excitation apparente qui n'est qu'une faiblesse et une perversion de leur fonctionnement. Certes, elles sont dérivatives parce que, sans nul doute, elles éloignent de ces organes importants, ou diminuent au moins, l'intensité de cette cause morbide, l'excessive chaleur qui agit sur eux d'une manière si funeste.

C'est donc dans l'abaissement de la température et l'excitation du système nerveux central, phénomènes intimement liés l'un à l'autre et dans une certaine mesure, dépendant l'un de l'autre, que consiste l'action physiologique des affusions froides.

Nous croyons utile d'ajouter ici quelques données, d'après Wunderlich, qu'il est important de se rappeler au moment où on prend la température du malade.

1° Chaque fois qu'on rencontre une température durable de 42.5 et au-dessus, il y a agonie, et la terminaison fatale ne manque que bien rarement d'arriver.

2° Il en est de même lorsque la température du corps baisse jusqu'au-dessous de 33.5°.

3° Chez les enfants la courbe thermométique est plus brusque, les changements sont rapides; l'élévation de la température, dans la maladie fébrile, se fait plus vite et plus tôt. La température des enfants est relativement plus haute que celle des adultes. Les températures de 40-40.5 n'ont pas au même degré la signification très-fâcheuse qu'elles ont chez les adultes. Il ne faut donc pas se hâter de tirer des conclusions.

4° Les individus délicats et sensibles, de tempérament nerveux, spécialement les femmes hystériques, présentent les mêmes élévations de température; ici encore ce n'est que sa durée qui doit éveiller des soupçons.

5° Les vieillards malades ont en général une température de 1/2-1° c. en moyenne au-dessous de celle des individus jeunes.

6° Il ne faut jamais perdre de vue le moment du jour auquel on mesure la chaleur. La température du matin est plus basse que celle de l'après-midi et celle du soir.

7° Pendant la digestion, chez les malades sensibles, il y a une augmentation de 1–2° c., surtout si la digestion est difficile ou s'il y a eu ingestion d'aliments inappropriés ; cette augmentation de la température peut même durer quelques jours. Cela arrive souvent pendant la convalescence.

8° Souvent on peut constater une augmentation de la température de quelques dixièmes, lorsqu'une hémorrhagie est imminente; elle diminue de même après l'hémorrhagie.

Il s'agira donc maintenant de démontrer l'effet salutaire de cette action dans la fièvre typhoïde et les fièvres éruptives, maladies dans lesquelles nous avons, hélas ! si souvent l'occasion de rencontrer ces tableaux effrayants de déroute générale de l'économie. Nous ne seront vraiment satisfait, que lorsque nous aurons par des preuves irrécusables, réussi à convaincre le lecteur de l'efficacité réelle et consolante des affusions froides dans ces cas nombreux, où l'espoir de la guérison ne trouve plus que peu de place dans l'esprit du médecin ou de la malheureuse famille du malade.

CHAPITRE III.

A. APPLICATIONS THÉRAPEUTIQUES DES AFFUSIONS FROIDES CONTRE LA FIÈVRE TYPHOÏDE.

§ I. *Historique.*

L'usage des affusions froides, dans cette maladie redoutable, remonte à la plus haute antiquité. Hippocrate déjà les signale dans ses œuvres, et vante leurs excellents effets dans les maladies qu'il désigne sous le nom de *causus*, *typhus ausales*, dont les symptômes correspondent à ceux de notre fièvre typhoïde et du typhus famélique.

Cette pratique se continue à travers les siècles; mais aucun ouvrage spécial ni aucune expérimentation suivie n'est mentionnée jusque dans le siècle dernier. On trouve bien par ci par là quelques indications, qui nous apprennent qu'on la pratiquait dans quelques cas isolés, la plupart du temps lorsque tout espoir de guérison paraissait s'être évanoui.

Telles sont les indications que nous trouvons dans Septalius, Smith et les Hahn en Silésie.

Nous arrivons enfin à Wright, cité plus haut, qui dans une série d'observations de fièvres typhoïdes, a entrepris une application suivie de ce procédé et n'a eu qu'à s'en louer. Déjà il formule le précepte de les employer dès le début de la maladie, aussitôt qu'on le pourra, alléguant qu'ainsi il avait vu constamment la maladie être abrégée dans sa durée et rendue bénigne, de grave qu'elle était. Cependant là encore nous ne rencontrons aucune indication qui puisse nous faire croire à un procédé scientifique et raisonné. Il en est de même des observations de Brandreth.

Mais voilà que paraît, en 1798, l'ouvrage célèbre du médecin de Liverpool, James Currie, auquel revient l'honneur d'avoir, le premier, fourni à ce procédé hydrothérapique une base solide et scientifique. Les recherches consciencieuses qu'il a faites sur ce sujet, l'esprit d'investigation sérieuse qu'il y porta, et le nombre considérable d'observations qu'il a publiées, font que nous pouvons, sans hésiter, le considérer comme le vrai fondateur de cette thérapeutique salutaire.

Aussi nous faudra-t-il constamment revenir sur les opinions qu'il a émises, et tenir un compte exact des faits nombreux qu'il a apportés à l'appui de ses idées.

C'est de lui, avant tout, que s'est inspirée toute cette légion de médecins qui se sont mis activement et peut-être trop inconsidérément à l'application des affusions froides dans toutes les autres maladies. C'est à lui que remonte cette école bien connue des hydropathes, qui est allée beaucoup trop loin dans l'emploi de l'eau froide, et qui a vu dans cet agent si puissant une panacée universelle. Ces exagérations passionnées ont été la principale cause de l'abandon dans lequel tombèrent les affusions froides, bientôt après pendant quarante ans, et de l'incrédulité prudente qu'elles rencontrèrent de la part des illustres cliniciens de la première moitié de ce siècle, notamment ici en France.

Nous devons, cependant, nommer spécialement Dimsdale, Gregory, James Home, Wilson, Harris, Trotter, Farghuar, Magrath, Cochrane, Corson, Nagle, en Angleterre; Baëta de Lisbonne; Gomez, Jackson, à la Jamaïque; Ord, Chisholm, aux Indes orientales; Macneil, à Surinam; Robertson, à Saint-Vincent; Selden et Whitehead, à Norfolk; Miller, à New-York; Barry, à Cork; Jeffcott, à Clifton; M'Gregor, à Canterbury; Knight et Roberts, — tous cités dans l'ouvrage de Currie, comme ayant constaté l'efficacité réelle de sa méthode.

Si maintenant nous nous éloignons un peu de l'époque de Currie, nous trouvons Barneth, Gerard, Bran, Martineau, Dalrymple, Reeva, Marshall, Reid, Scott, Banta, Dewar, Horn, M. Lehn et Davidson ; plus tard Brandis, Kolbany, Hufeland et principalement Fröhlich, Reuss et Pitsachaft, et de Gietl en Allemagne ; en France, Récamier, Beau, Andrieux (de Brioude), Tessier, Stakler (de Mulhouse) et Scoutetten, ont obtenu les succès les plus remarquables de l'emploi des affusions froides, dans la période extrême de la fièvre typhoïde, dans la période adynamique de cette maladie. Comme nous l'avons dit plus haut, Chomel, Cruveilhier, Rayer, Gendrin et Trousseau s'en servaient quelquefois, mais toujours plus ou moins timidement.

Nous terminons enfin cette longue énumération d'auteurs et de praticiens, qui se sont occupés de cette question, par la citation des observations tout à fait modernes. C'est Brand de Stettin, qui a expérimenté sur une très-large échelle. — Bartels et Jürgensen de Kiel, Liebermeister, Ziemenssen et Immermann ; Küchenmeister, dans un ouvrage récent, n'a fait que résumer tout ce qui avait été publié jusqu'à ce jour sur l'emploi de l'eau froide dans les maladies fébriles.

Cette question d'historique élucidée, il nous semble indispensable, avant d'entamer réellement l'étude des effets thérapeutiques des affusions froides dans la fièvre typhoïde, de décrire soigneusement la marche normale et anormale de cette maladie. Car ce n'est que lorsque nous aurons acquis une notion juste et détaillée de l'enchaînement physiolo-pathologique de tous les phénomènes, dont l'ensemble constitue la fièvre typhoïde, que nous pourrons déduire des indications et contre-indications rationnelles, pour l'emploi des affusions froides.

Comme nous le verrons tout à l'heure, la marche de la température sera, dans cette étude, un point principal, duquel il nous faudra consacrer une attention toute particulière. C'est sur elle que se basera, avant tout, l'emploi des affusions, à cause de la puissance de leur action antipyrétique.

§ II.— Symptomes et marche de la fièvre typhoïde.

La maladie débute rarement d'une façon brusque ; presque toujours on peut constater certains *prodromes*. Ces phénomènes précurseurs n'ont cependant pas un caractère particulier ni pathognomonique ; aussi ne pourraient-ils autoriser à prédire qu'une fièvre typhoïde va se déclarer ; tout au plus pourraient-ils servir, une fois la maladie bien établie, à contribuer à la certitude du diagnostic. Les malades se plaignent, en effet, pendant quelques jours, même quelques semaines avant l'invasion de la maladie, de lassitude générale, de faiblesse des membres inférieurs, qui sont aussi le siége de douleurs erratiques, indéterminées ; Cornil dans une des notes ajoutées à l'ouvrage éminent de Niemeyer, indique comme faisant rarement défaut au début de la fièvre typhoïde, une douleur perçue par les malades à la région postérieure du cou. Ils se plaignent d'un malaise général, d'une grande prostration, d'anorexie, de troubles digestifs, de sommeil agité, tourmenté par des rêvasseries pénibles, de maux de tête et de vertiges. Assez souvent, enfin, ils sont sujets à des épistaxis répétées, plus ou moins abondantes.

Le *début réel* de la maladie coïncide le plus souvent avec un frisson plus ou moins violent, mais assez bien déterminé ; il n'est pourtant pas aussi violent ni aussi prolongé que celui qui annonce une pneumonie ou une fièvre intermittente; le tremblement et le claquement de dents manquent en général. Ce frisson peut être unique, ou se produire à plusieurs reprises, ou même pas du tout. Mais presque toujours le malade désigne assez exactement le jour auquel il est tombé définitivement malade, quoiqu'il vaille évidemment mieux, pour décider le jour de la maladie, se rapporter aux différents autres signes que nous aurons à mentionner dans la suite.

Le *premier septénaire* se passe la plupart du temps de la façon suivante: La prostration et la faiblesse générale s'accentuent de plus en plus; il survient une céphalalgie frontale très-vive, des bourdonnements d'oreille, des éblouissements et des vertiges, surtout lorsque le malade s'assied ou qu'il essaye de marcher. Dans cette période il n'est pas fréquent d'observer de la perte de connaissance ; les malades présentent cette expression d'hébétude, pour ainsi dire caractéristique de l'état typhoïde, cette lenteur des actes intellectuels, qui se traduit par l'indifférence à tout ce qui les entoure, et par la difficulté qu'on éprouve à les faire répondre aux questions qu'on leur adresse. L'appétit est nul et les troubles digestifs augmentent. Les selles sont ou supprimées pendant les premiers jours, ou diarrhéiques dès le début de cette période. La toux et l'expectoration muqueuse, contrairement à l'assertion de quelques auteurs, ne commencent guère avant la fin de la première semaine. Ce symptôme, au contraire, est un de ceux qui permettent de croire que le malade est plutôt au début de la seconde semaine, qu'à la fin de la première.

L'aspect général du malade fait constater une altération des traits, presque particulière à la fièvre typhoïde. Lorsque le malade se tient assis, la face est pâle et défaite ; dans la position couchée elle devient d'un rouge foncé surtout aux joues. La langue présente un enduit épithélial mince et blanchâtre ; les papilles linguales proéminent sous forme de points rouges. Cet enduit, selon Vogel, se détache peu à peu et laisse « la langue humide, lisse, comme couverte d'une baudruche, tendant déjà à devenir sèche et toujours d'un rouge vif. » Ce dépouillement se fait de la pointe à la base, des bords au milieu, ce qui produit cet encadrement rouge de la langue, qui se voit aux bords et à la pointe. L'abdomen, souvent,est déjà tendu et ballonné; ballonnement qui tient uniquement, comme l'a souvent fait remarquer M. le professeur Sée dans ses leçons, à la paresse des muscles abdominaux, qui fait qu'ils ne s'opposent plus à la distension des intestins par les gaz qui s'y trouvent. Il peut présenter dès les premiers jours le fameux gargouillement iléo-cæcal, un signe qu'on ne manque jamais de rechercher et qui pourtant n'a, selon nous, aucune valeur spéciale, attendu qu'on le trouve presque toujours, lorsqu'un malade est affecté de diarrhée, et qui ne tient effectivement qu'à cette cause. La douleur à la pression dans cet endroit peut manquer aussi. L'augmentation de volume de la rate est parfaitement bien caractérisé à la fin du cinquième ou sixième jour de la maladie; on observe constamment une matité, qui peut aller jusqu'à 16 centimètres dans la longueur, et jusqu'à 10 centimètres dans la largeur de cet organe. Dès le sixième ou septième jour on peut déjà découvrir quelques taches rosées, un peu pâles sur l'épigastre, la poitrine et l'abdomen; elles sont de la largeur d'une très-petite lentille et quelquefois légèrement proéminentes.

Le pouls monte rapidement à 90, 100 par minute; il est large et mou, souvent dicrote au doigt explorateur. Ce dicrotisme est rendu bien plus évident et s'observe encore bien plus souvent par le sphygmographe, dont le tracé présente un ressaut dans la descente. L'urine ne présente rien de spécial; elle est telle qu'on la trouve dans toutes les fièvres; par conséquent, elle contient une augmentation de quantité de l'urée, qui est en disproportion avec la quantité d'aliments ingérés; elle est, par contre, constamment en proportion directe avec l'élévation de la température. Les chlorures alcalins sont diminués. Ce phénomène, selon la judicieuse remarque de Niemeyer, trouve son explication « en partie dans la plus faible quantité de chlorure de sodium mêlée aux aliments, et en partie à l'élimination plus forte des chlorures alcalins par les déjections diarrhéiques. »

Tous ces phénomènes augmentent et s'aggravent

dans le *second septénaire*. L'expression de la face devient de plus en plus stupide, l'intelligence s'obscurcit davantage et la perte de connaissance est de règle. Les individus sont dans un état de stupeur et de somnolence presque continuellement, et ce n'est qu'à grand'peine qu'on réussit à les en tirer pour un temps très-court. Ils poussent, de temps en temps et d'une voix rauque, des soupirs bruyants et murmurent quelques paroles indistinctes. La cavité buccale, le plus souvent tenue ouverte, devient sèche ; les lèvres, les gencives et les dents se couvrent de fuliginosités brunâtres qui proviennent en partie du sang qui sort à travers de petites fentes de la muqueuse ; mais malgré cela, les malades ne demandent pas à boire, quoiqu'ils boivent avidement, lorsqu'on approche le verre de leurs lèvres. On connaît ce fait habituel, qui consiste en ce qu'ils oublient pendant longtemps de retirer la langue qui est agitée de tremblements fibrillaires, après s'être décidés difficilement à la montrer. Un phénomène nouveau s'ajoute aux autres : une surdité plus ou moins complète, qui n'est que la suite de l'extension du catarrhe bucco-pharyngien à la trompe d'Eustache et la caisse du tympan. Dans certains cas tout mouvement volontaire semble aboli ; aussi restent-ils sans bouger dans la position dans laquelle on les met ; d'autres exécutent encore des mouvements volontaires, tout en étant complétement insensibles aux excitations même très-fortes ; ils remuent sans cesse, rejettent la couverture, se découvrent sans honte, cherchent à se lever, gesticulent et se mettent en colère, lorsqu'on les contrecarre.

Cette agitation délirante augmente vers le soir et dans la nuit. Quelquefois il y a une alternance manifeste de prostration et de stupeur diurnes et d'agitation nocturne. Les urines et les selles s'échappent presque toujours involontairement; ces dernières sont dans cette deuxième période le plus souvent diarrhéiques et même bien des fois très-nombreuses.

La toux et l'expectoration sont augmentées en général; mais cette dernière peut manquer totalement. Les signes physiques d'un catarrhe bronchique étendu sont manifestes à l'auscultation. On entend habituellement à cette époque de la maladie une respiration vésiculaire faible, des râles à petites bulles, plus rarement la respiration bronchique, ailleurs des rhonchus, et des râles sibilants par places. — A la percussion, on trouve une augmentation de densité plus ou moins étendue aux parties déclives du poumon. — Très-souvent on aperçoit un grand nombre de sudamina. L'urine souvent est albumineuse.

Dans le *troisième septénaire* le développement de tous ces phénomènes continue toujours et arrive à des proportions excessives. Les malades sont dans un état profondément comateux; il y a au milieu de tous les muscles relâchés, des soubresauts des tendons, dus à la contracture de quelques faisceaux musculaires isolés. La rate cependant diminue plutôt de volume. Les taches rosées font de même, et il apparaît, dans bon nombre de cas, des pétéchies. Des eschares se forment au sacrum, aux coudes et aux talons. C'est à cette période qu'arrive généralement la mort, lorsque la terminaison est fatale;

elle a lieu par paralysie cardiaque favorisée par l'œdème pulmonaire concomitant. Lorsque la guérison doit survenir, c'est au milieu de cette troisième semaine que les symptômes commencent à s'améliorer. L'intelligence revient petit à petit, d'autant mieux et d'autant plus vite, que le sommeil, d'agité qu'il était, est devenu plus tranquille et plus durable. Il est inutile d'indiquer pour chaque signe, la marche régressive que suit la maladie à partir de ce moment. — Quelquefois cette amélioration générale ne se manifeste qu'avec le *quatrième septénaire.* D'autre fois elle n'est que passagère et les malades succombent dans une rechute.

Dans d'autres cas, enfin, des complications ou affections consécutives se déclarent et mettent la vie du malade sérieusement en danger. Quoi qu'il en soit, la convalescence est toujours longue, pénible, et offre encore de nombreux dangers.

Tel est le tableau symptomatique et la marche d'une fièvre typhoïde normale. Il importe donc maintenant d'indiquer, pour être aussi complet que possible, les modifications et les complications les plus importantes et les plus dangereuses qui peuvent venir modifier cette marche habituelle.

D'abord nous avons à mentionner cette modification favorable, qui est heureusement assez fréquente et qu'on désigne sous le nom de « fièvre muqueuse » ou « fièvre continue simple » (le « typhus abortif » ou « febris typhoïdes des Allemands). Là, l'aggravation de tous les symptômes, qui a lieu dans le second septénaire, fait place à une amélioration qui s'affirme tous les jours davantage. Dans ces cas-là tout est à peu près fini avec le commencement de la troisième semaine. La convalescence cependant n'en est pas moins toujours lente à s'effectuer, tout comme si le cas avait été grave, et les forces du malade ne reviennent que peu à peu.

Il y a d'autres cas ou les malades ne semblent que très-légèrement affectés pendant un certain temps qui peut varier de une à deux semaines, et succombent tout d'un coup à une perforation ou à une hémorrhagie intestinale. A l'autopsie, on trouve la lésion caractéristique du tube digestif.

Quelquefois la gravité de la maladie est excessive dès les premiers jours, et la mort arrive au bout de huit à dix jours.

D'autres encore présentent une amélioration sensible dans la seconde semaine, après la persistance des phénomènes extrêmement graves et violents pendant le premier septénaire, et la maladie se termine comme à l'ordinaire.

Parmi les complications graves, il faut noter la perforation et les hémorrhagies intestinales. Elles nous fourniront certaines indications importantes pour l'emploi des affusions, indications sur lesquelles nous aurons occasion de revenir plus tard.

Les épistaxis surabondantes qui se manifestent quelquefois dans le deuxième et le troisième septénaire, ne constituent guère une complication mortelle; c'est plutôt la convalescence qui se trouve entravée dans ces cas, à cause de la faiblesse anémique dont les malades sont affectés.

Les pneumonies, les pleurésies, les suppurations de la parotide, les inflammations diphthériques de l'intestin, la néphrite et l'infection putride, appartiennent plutôt aux *suites* de la maladie, qu'aux complications pendant la fièvre typhoïde proprement dite. Les pneumonies cependant peuvent se développer parfois déjà dans le second septénaire et dans ce cas aggravent singulièrement le pronostic.

Enfin, quelques auteurs imputent à une cicatrisation retardée des ulcères intestinaux, cette fièvre continue, mais modérée, qui se montre souvent après le troisième septénaire et qui dure pendant un temps souvent très-long, en épuisant excessivement le malade. Les suppurations prolongées et abondantes, qui accompagnent presque toujours les nombreuses eschares aux parties déclives du corps, produisent les effets désastreux d'affaiblissement graduel jusqu'à la mort. C'est là qu'une hygiène bien appropriée et rationnelle peut rendre les plus grands services.

Pour compléter ce tableau désolant des affections multiples auxquelles expose toujours la fièvre typhoïde, fût-elle même assez légère et nullement anormale, nous devons encore mentionner ces affections secondaires, qui constituent comme un souvenir de la maladie grave que l'économie a eu à traverser. Elles consistent en des névralgies, paralysies et anesthésies partielles et même en des troubles psychiques, qui persistent souvent pendant des mois entiers. L'anémie consécutive est presque toujours inévitable. Finalement il n'est pas rare de voir la phthisie pulmonaire se développer peu après la cessation de la période fébrile.

Nous avons essayé de tracer un tableau fidèle des principaux traits qui caractérisent la marche normale ou anormale de la fièvre typhoïde. Cette description était d'autant plus nécessaire que la température, symptôme auquel s'adressent avant tout les affusions froides, dans son évolution, est intimement liée aux différents troubles de l'économie que nous avons eu à décrire. Nous passerons donc maintenant à l'exposition de la marche de cette température dans la fièvre typhoïde; marche dont l'importance est si grande, non-seulement au point de vue thérapeutique, mais presque indispensable pour le diagnostic au début de la maladie. Nous avons cru bien faire de réserver un chapitre spécial pour la description de la marche de la température dans cette maladie, parce que c'est là principalement que nous trouverons les indications les plus formelles et les plus précises pour l'emploi des affusions.

§ III. — Marche de la température dans la fièvre typhoïde.

L'étude de la température dans la fièvre typhoïde, quoique pas entièrement nouvelle, car Currie déjà mesurait le dégré de la fièvre d'après le thermomètre, a été complétée dans ces derniers temps d'une façon remarquable. Nous n'avons donc rien de nouveau à dire sur ce sujet important, mais nous nous proposons de résumer plutôt, dans ce paragraphe, tout ce que les auteurs modernes ont consigné là-dessus dans leurs travaux. Mais si, d'une part, les excellentes recherches de Thierfelder, Wunderlich, Griesinger, Thomas, Jurgensen, Baumler, Vogel et Immerman sont très-riches en minutieux détails et peut-être pas aussi bien connues en France qu'elle mériteraient de l'être, il serait, d'autre part, deplacé de nous étendre ici outre mesure sur ce point. Rappelons encore une fois les belles leçons cliniques de M. le professeur Sée sur ce sujet, leçons qui nous aideront puissamment dans la rédaction de cette partie de notre travail.

La fièvre typhoïde appartient, au point de vue de la température et selon la classification de Wunderlich, modifiée par le professeur Sée, au troisième groupe de maladies fébriles.

Dans ce troisième groupe, dit M. Sée, nous trouvons une distinction radicale, qui différencie essentiellement les maladies appartenant à ce groupe. Dans le premier groupe de maladies, l'échauffement fébrile est suraïgu, dans le deuxième groupe, il est rapide, tandisque dans le troisième cet échauffement est *graduel.* — Voilà donc déjà un trait caractéristique de la fièvre typhoïde, qui lui appartient presque en propre, car il n'y à guère que la grippe, la fièvre synoque et le rhumatisme articulaire aigu, qui présentent, au début, à peu près la même courbe ascendante.

Mais la grippe ne présente pas une rémission fébrile aussi bien marquée et le quatrième jour la température n'atteint jamais 40°. — La fièvre synoque n'atteint presque jamais 39°. — Dans le rhumatisme articulaire aigu, enfin, il faut huit jours pour que la température arrive à 3 °, hauteur qu'elle ne dépasse pas non plus.

Dans le chapitre précédent, nous avons donné une description de la marche de la fièvre typhoïde, en la divisant en septénaires, manière de procéder qui a été jusqu'ici suivie par presque tous les auteurs. Au point de vue de la température nous adopterons une division qui s'éloigne de la première à bien des égards et qui est celle professée par M. Sée. Ce que nous pouvons cependant affirmer dès à présent, c'est que cette division qui s'appuie sur la marche de la température est de beaucoup la plus sûre pour le diagnostic, voire même pour le traitement. Que voyons-nous en effet si souvent? Le tableau symptomatique que nous avons exquissé plus haut, d'après les auteurs classiques, est loin d'être au complet, et de tous les symptômes indiqués il peut n'y en avoir qu'un seul et unique, la fièvre : « L'épistaxis et la prostration manquent souvent. De même, dans la seconde semaine, les taches font défaut, et les râles typhoïdes sont absents. Alors l'embarras est grand, et dans la pratique civile on ne se contente pas du mot « fièvre continue ; » on insiste pour savoir si ce n'est pas une fièvre typhoïde, car les gens du monde craignent la contagion, et ils demandent que le médecin se prononce et décide. »

C'est ainsi que s'exprime à ce sujet M. le professeur Sée.

D'après ce savant maître, il n'y a que deux formes de

fièvre typhoïde : la *forme régulière* et la *forme irrégulière.*

La *forme régulière* comprend *le type bénin* et le *type grave.* Ces deux types débutent de la même façon, et la distinction n'est possible que vers le neuvième ou le dixième jour.

Les symptômes sont semblables, *et la courbe thermométrique est la même pendant* 8-10 *jours.*

La *forme irrégulière* est caractérisée par la présence de phénomènes graves, qui peuvent survenir du côté du cerveau, de la moelle et de leurs méninges, des muscles et des poumons.

Ainsi un délire intense peut paraître dès le début.

Dans le poumon, siége d'un catarrhe bronchique constant, il peut survenir une obstuction des bronches par suite de l'accumulation de mucosités sécrétées en grande abondance; cette obstruction, appelée à tort pneumonie lobulaire, entraîne avec elle un collapsus de tissu pulmonaire, parce que ce tissu ne reçoit plus d'air.

Type régulier et bénin. Jusqu'au neuvième et au dixième jour, il affecte, au point de vue des symptômes autres que la température, tout à fait la même allure que son congénère, le type grave. Il faut donc lui reconnaître deux périodes :

La *première période*, qui dure neuf ou dix jours, et une *seconde période*, qui se caractérise ultérieurement.

La première période à son tour doit être partagée en deux : l'une de *quatre jours*, où se dessine nettement le tracé caractéristique du début de la fièvre typhoïde, et une autre, qui dure cinq à six jours.

Voici, en effet, le tableau *de ce premier stade de quatre jours* dans le type bénin :

Le 1er jour au matin...	36°	le soir....	37°
2e	— ...	36,5°	—	38°
3e	— ...	37,5°	—	39°
4e	— ...	38° à 38,5°	—	39,5° à 40°

La courbe thermométrique monte en zigzag pendant ces quatre jours, c'est-à-dire qu'elle gagne de chaque matin à chaque soir, en douze heures, 1 degré à 1°,5 ; mais en même temps, de chaque soir au lendemain matin, il y a une diminution de 0°,5.

Le tableau du type régulier *grave* se présente ainsi dans les quatre premiers jours :

Le 1er jour au matin...		37°	le soir...	38°
2e	— ...	37,5°	— ...	39°
3e	— ...	38,5°	— ...	40°
4e	— ...	39° à 39,5°	— ...	41°

Cette marche caractéristique est tellement sûre, que même lorsque le début de la fièvre typhoïde est marqué par un accès de fièvre intermittente, ce qui arrive parfois dans les pays palustres, la température, dans ce cas, au lieu d'arriver à 40° en douze heures, comme dans la fièvre palustre simple, ne dépasse pas 38°,5 à 39°.

Le *deuxième stade* de la première période, qui dure de cinq à six jours (du cinquième au dixième jour de lamaladie), présente au point de vue de la marche de la température des différences notables d'avec le premier. C'est ici que le thermomètre donne la clef du diagnostic des formes de la fièvre typhoïde entre elles, ce qui est très-important au point de vue pronostique et thérapeutique.

Nous laissons suivre textuellement les paroles de notre vénéré maître, le professeur Sée : « Tout d'abord, dit-il, du cinquième au dixième jour, vous trouverez la même marche dans tous les cas, qu'ils soient graves ou bénins; la seule différence pour les fièvres malignes consiste dans des irrégularités dans la marche de la température, qui est extravagante : fièvre le matin plus encore que le soir; alors le pronostic doit être réservé; mais il ne faut pas être trop affirmatif, car à cette période on voit les malades, qui ont atteint 41 degrés, guérir. Il suffit d'exprimer des craintes. »

« Dans les cas de moyenne intensité se présentent deux formes, au point de vue de la marche : dans l'une la température atteint 40°,5 le soir, il y a cinq dixièmes de moins le matin ; mais il se peut faire que la rémission matinale soit moindre et ne soit que de deux dixièmes. Il ne faut pas s'en alarmer, car, dans cette période, le thermomètre ne donne que des conclusions pronostiques nulles. Dans l'autre forme, la température ne dépasse jamais 39°,5 et la température matinale baisse d'un degré, d'un demi; alors il est permis de porter un pronostic favorable. Ces cas de fièvres typhoïdes dans lesquels la température ne dépasse jamais 39°,5 constituent des fièvres typhoïdes avortées, ce qu'on a appelé improprement le *typhus abortif.* »

« Si dans la période que nous venons d'étudier, il faut être réservé sur le diagnostic, à partir des onzième et douzième jours on peut faire le prophète et affirmer le pronostic. »

« Voici, en effet, ce qui se voit : dans les cas favorables, le soir du dixième jour ou le matin du onzième, il y a une élévation considérable de température suivie de rémission ; puis le douzième jour il y a nouvelle recrudescence, et le treizième jour au matin l'élévation de la température est presque nulle, car il se produit une rémission d'un degré et demi qui continue les jours suivants. »

« Ce n'est que le quatorzième jour que l'exacerbation du soir diminue ; cependant le malade n'est pas guéri, et ce n'est que le dix-septième jour que le thermomètre descend à 37 degrés. Enfin, jusqu'au vingt et unième jour, il y a de légères exacerbations. En présence d'une telle marche la guérison est certaine. »

« Voyons maintenant ce qui se passe dans les cas graves qui doivent être mortels ou prolongés. A partir du neuvième jour la température matinale ne descend plus au-dessous de 39°,5, parfois elle se maintient à 40°, et le soir elle est de 40°,5 à 41°. Puis on constate trois autres phénomènes qui sont les suivants : *absence de la détente du douzième jour*, *augmentation de température le quinzième*, enfin *des exacerbations vespérales qui se prolongent jusqu'à minuit ou même deux heures du matin et empiètent sur les rémissions matinales au point de les supprimer presque*, puisqu'on les voit se produire dès dix heures du matin au lieu de quatre à cinq heures du soir. Dans ce cas le pronostic est très-grave. »

« Les cas qui se terminent par la mort sont prévus par ce fait, que dans la troisième et la quatrième semaine la température persiste à 40°,5 et 41 degrés, et surtout le matin on la retrouve à ce chiffre. Il y a des oscillations de temperature accentuées aussi bien le soir que le matin. *Enfin si le thermomètre marque 42°, la mort est à peu près certaine, bien qu'elle ne soit pas infaillible.* »

« *Quant aux formes irrégulières*, elles ne se rencontrent que chez des individus ou très-jeunes ou âgés au delà de 40 ans ou chez des anémiques. »

« Chez les enfants au-dessous de 12 ans, l'ascension du thermomètre est rapide et le premier stade ne dure plus quatre jours; puis la deuxième qui commence le troisième jour peut être suivie de défervescence du neuvième au douzième jour. On peut donc dire que la marche de cette forme est bien plus rapide et le jugement peut être plus prompt. »

« Chez les enfants, la fièvre typhoïde en général présente une marche bénigne et les symptômes sont parfois si peu accentués, que le diagnostic peut être difficile; mais en revanche, il y en a de très-graves à début brusque avec prédominance des troubles cérébraux et pulmonaires; c'est l'exception. »

« La fièvre typhoïde marche tout autrement chez le vieillard. Rarement le thermomètre atteint 40 degrés; il reste au-dessous et le maximum ne se prolonge pas au delà de la troisième semaine; il se produit des oscillations fréquentes, surtout dans la convalescence, où les rechutes se voient souvent et s'annoncent par une réascension subite de la courbe thermométrique; enfin *il faut redouter un collapsus profond* dans lequel tombent facilement les gens âgés. »

« Les *anémiques* ont au point de vue de la fièvre typhoïde certains priviléges. *Ils n'ont point ce cortége d'accidents terribles* qu'on rencontre chez les pléthoriques et les gens robustes. Chez eux la maladie affecte le type bénin, mais ils sont exposés à des *hémorrhagies fréquentes* (épistaxis, hémorrhagies intestinales) et à des *infarctus hémorrhagiques*; puis la maladie se prolonge; il se produit *facilement des eschares*, et c'est alors qu'on obtient le délire d'inanition qui a si souvent trompé les anciens observateurs. »

Quoique ces données soient aussi exactes et aussi catégoriques que possible, nous voudrions encore appeler l'attention sur quelques points spéciaux qui ressortent en partie de ce qui précède. Ainsi, nous pouvons en général dire avec Thierfelder, que la durée de la période ascendante de la température est en proportion directe avec la gravité et la durée du processus typhique. Cette assertion se justifie même en ce qui concerne les récidives, comme les recherches du Dr Immermann le prouvent.

Il est ensuite à remarquer que, si même les températures excessives du soir (au-dessus de 41°) dans la première période ont en général une signification grave, le pronostic est dans ces cas-là pourtant beaucoup moins alarmant que lorsqu'il il y a absence totale de rémissions matinales, même relativement légères, pourvu qu'elles soient nettement accusées.

Dans ces cas, heureusement assez rares, les oscillations pendant 24 heures ne dépassent pas 0,5° c. Ces fièvres à haute température aussi constante, sont beaucoup plus dangereuses que les fièvres les plus graves, mais qui présentent des rémissions matinales.

Les fièvres typhoïdes qui présentent déjà dans la première période des rémissions matinales considérables, (1° c.), sont en général et à juste titre, considérées comme plus légères et ont aussi une durée moins longue ; il ne faut cependant pas croire que la durée de la maladie soit dépendante de l'étendue des rémissions matinales. Car nous voyons souvent des cas, en effet, où il n'y a que des rémissions matinales légères (moins de 1° c.), n'avoir qu'une courte durée; tandis que d'autres ont une longue durée malgré la présence de rémissions matinales bien accusées, déjà dans la première période.

Il n'est peut-être pas sans intérêt de mentionner encore, avant de terminer cette étude, quelques résultats que le Dr Immermann à Erlangen a obtenus dans ses recherches minutieuses sur la température dans la fièvre typhoïde, recherches auxquelles on a procédé par des mensurations d'heure en heure.

Le maximum de la température dans les vingt-quatre heures tombe, dans un très-grand nombre de cas, entre cinq et six heures du soir.

Le minimum de la température, par contre, a presque constamment lieu entre six et huit heures du matin.

Il y a des oscillations assez fortes dans la courbe diurne, comme dans la courbe nocturne, même entre le maximum et le minimum indiqués plus haut.

On peut observer des courbes diurnes, qui ont un ou deux sommets. Le courbe diurne n'a cependant le plus souvent qu'un seul sommet qui s'observe de préférence à midi; cela a lieu dans tous les types réguliers de fièvre typhoïde. La courbe nocturne au contraire présente plus fréquemment deux sommets qui se placent, le premier, à onze heures du soir, le second, entre deux et cinq heures du matin.

Il nous semble que nous avons fait de cette manière une étude suffisamment détaillée de la marche de la température, pour que nous puissions maintenant en déduire les indications et contre-indications précises pour l'emploi rationnel des affusions froides, dans la maladie dont il s'agit ici. C'est ce que nous allons faire dans le paragraphe suivant.

§ IV. — Action thérapeutique des affusions dans la fièvre typhoïde.

Les affusions froides agissent dans la fièvre typhoïde, avant tout et principalement par leur effet antipyrétique. Nous choisissons exprès le mot « antipyrétique » et non pas « antiphlogistique » pour qu'il n'y ait pas de confusion possible. Les affusions, en effet, s'adressent directement à la chaleur distribuée dans l'organisme, chaleur qu'ils modèrent et diminuent d'une manière accentuée, plus ou moins considérable. Or, l'augmen-

tation de la chaleur dans la fièvre typhoïde, lorsqu'elle vient a être excessive, constitue un des plus mauvais symptômes, puisqu'elle entraîne avec elle tout ce cortége sinistre de phénomènes nerveux intenses, de prostration générale, d'affaiblissement rapide, et qu'elle altère ou abolit complétement les phénomènes d'échange moléculaire et de nutrition des organes et des tissus. Il est incontestable que tel est l'effet de la chaleur très-grande dans la fièvre thyphoïde ; car, lorsqu'on a affaire au type bénin, nous ne voyons pas cette augmentation formidable, qui peut aller même jusqu'à 43° centigrades. D'un autre côté, chaque fois que nous rencontrons les symptômes les plus alarmants, que nous trouvons le malade présentant les phénomènes les plus graves, invariablement, nous constatons une élévation considérable et parfois excessive de la température. Nous en trouvons facilement l'explication de par la physiologie. Qu'arrive-t-il en effet, lorsqu'il circule dans les vaisseaux un sang très-chaud ?

Le sang très-chaud, à son point de départ dans le cœur, étant en contact avec les extrémités cardiaques du pneumogastrique, les paralyse ; ce nerf, étant le frein du cœur, une fois inactif, fait que cet organe se contracte jusqu'à 130, 140, même 150 fois par minute, phénomène qui s'observe constamment dans les fièvres typhoïdes très-graves. En même temps, le muscle cardiaque, ne trouvant plus un sang apte à lui fournir d'une façon normale les éléments nécessaires à son fonctionnement régulier, ne trouve plus moyen de se débarrasser des produits de sa combustion, qui sont la

leucine, la tyrosine, la créatine et la créatinine, l'urée et les matières appelées extractives, substances qui détruisent son activité, en altérant sa composition chimique; il s'affaiblit donc graduellement et n'envoie qu'une faible ondée sanguine dans les vaisseaux.

Ces derniers eux-mêmes subissent, pour ce qui concerne leurs éléments musculaires, les mêmes influences, et ainsi nous voyons se produire ce phénomène non moins constant : la faiblesse, et la mollesse du pouls et son caractère dicrote. Si nous continuons cette analyse de la genèse des divers phénomènes morbides qui caractérisent l'ensemble d'un type grave, nous retrouvons dans le fonctionnement modifié du poumon la même cause provenant de la paralysie du pneumogastrique et des muscles bronchiques. La respiration s'exécute d'une façon lente et incomplète ; par cela même il s'ajoute, à cette condition désastreuse, la difficulté de chasser les mucosités qui obstruent le calibre des bronches jusqu'à leurs ramifications les plus fines ; il en résulte l'oxygénation incomplète du sang à la surface de la muqueuse pulmonaire, ce qui constitue une nouvelle circonstance fâcheuse, puisqu'ainsi se trouvent entravés, dès leur origine même, les phénomènes de régénération des tissus.

Ces conditions par lesquelles l'échange moléculaire dans les différents tissus est presque suprimé s'étendent jusqu'au système musculaire en général. Les muscles de la vie de relation subissent la même influence du sang trop chaud, et sont dans un état analogue à celui que nous a présenté le muscle cardiaque lui-même.

C'est ainsi que nous voyons s'établir cette prostration caractéristique, quelquefois si grande; nous comprenons alors non-seulement cet anéantissement énorme, dans lequel se trouvent presque tous les malades atteints de fièvre typhoïde, mais aussi cette altération des traits qui expriment la stupeur et l'hébétude. Les muscles de la face, en effet, ayant perdu la faculté de se contracter, sont relâchés et flasques, et ne savent plus maintenir à la physionomie son expression habituelle. C'est ici qu'il faut se rappeler aussi l'explication de la production du météorisme dans la fièvre typhoïde; explication que nous avons indiquée plus haut, selon M. le professeur Sée. L'état analogue des muscles de la vie végétative de l'intestin, fait d'autant mieux comprendre la distension des intestins par les gaz.

La sécheresse extraordinaire de la peau chez les typhiques nous semble tenir à la même cause; notamment lorsque la température est excessive. Si, par exemple, nous voyons dans le rhumatisme articulaire aigu une transpiration très-forte, une parfaite moiteur de la peau, cela tient principalement à ce que, dans cette affection, il n'y a guère plus de 39° de chaleur.

Poursuivant encore plus loin l'analyse de cette influence dangereuse qu'exerce une haute température du sang sur l'organisme, nous rencontrons tout cet ensemble d'accidents terribles, qui se produisent si fréquemment dans la fièvre typhoïde du côté du système nerveux et qui mettent si souvent les malades en danger. Il nous semble, en effet, très-rationnel d'attribuer la production du délire, du coma, non pas à une excitation morbide des centres nerveux, mais plutôt à un trouble nutritif, qui pervertit le fontionnement de ces organes importants. Recevant un sang altéré et par conséquent ne vivant plus d'une manière régulière, les éléments nerveux, pas plus que les muscles, ne peuvent fonctionner normalement et traduisent au dehors la gêne qu'ils éprouvent par une activité désordonnée et pervertie.

D'après tout ce que nous venons de dire il nous paraît donc clair que, si par un moyen approprié, nous arrivons à faire disparaître ou à diminuer l'influence mauvaise qu'exerce cette cause principale des phénomènes graves que nous avons indiqués, nous possédons un agent thérapeutique dont l'emploi reposera sur une base rationnelle.

Or, nous savons déjà que les affusions froides ont avant tout la faculté de diminuer la température d'une façon très-sensible et générale; car, par leur intermédiaire on détruit ou modifie utilement les deux causes principales de l'augmentation trop grande de la chaleur dans l'économie. La température excessive provient en effet, ou d'une accumulation de chaleur, par rétention, ou d'une surproduction de calorique.

La chaleur est retenue d'une part par l'absence du fonctionnement régulier de la peau; absence que nous avons eu suffisamment occasion de constater dans la fièvre typhoïde; d'autre part aussi, par l'absence d'une exhalation pulmonaire assez étendue, car nous savons que c'est par ces deux organes importants qu'ont lieu les plus notables déperditions de chaleur. Or, comme nous l'avons indiqué déjà, les affusions modifient essentiellement la circulation capillaire et les conditions au milieu desquelles celle-ci s'accomplit. Les vaisseaux périphériques se contractent d'abord violemment et acquièrent ensuite une activité bien plus grande qu'auparavant; ce qui fait que les échanges moléculaires ont lieu sur une bien plus large échelle. La peau redevient après chaque affusion plus souple et plus moite; des sueurs plus ou moins intenses s'établissent et durent pendant un temps plus ou moins long et la déperdition de chaleur, effectuée déjà pendant l'affusion même par un mécanisme physique, continue à avoir lieu par voie physiologique.

La surproduction de chaleur, au contraire, tient à une combustion exagérée des tissus, produite par le poison typhique et par la fièvre qui en est l'effet. Nous n'avons pas la prétention de croire un seul instant que les affusions froides puissent avoir la moindre action spécifique contre le poison typhique; par conséquent nous ne pouvons non plus supposer qu'elles agissent sur les combustions exagérées de la fièvre en les supprimant; mais le fait qu'elles diminuent physiquement la température du malade, et qu'elles favorisent les déperditions de chaleur par activité fonctionnelle plus grande de la peau, nous suffit, puisqu'en entretenant cette déperdition par leur application rationnelle et répétée, nous pouvons atténuer au moins puissamment les effets redoutables qu'occasionne la surproduction de chaleur.

C'est donc principalement pour diminuer la température que les auteurs que nous avons cités jusqu'ici ont appliqué les affusions froides dans la fièvre typhoïde et les fièvres éruptives. Ils ont tous constaté les mêmes phénomènes que nous avons donnés comme étant les effets physiologiques des affusions froides. Mais si maintenant nous ne rapportons pas les cas nombreux qui se trouvent consignés dans les différents ouvrages, ou du moins les plus probants, c'est que nous ne pensons point, comme depuis Currie jusqu'à Ziemssen et Winternitz tous les auteurs le recommandent, qu'il faille employer l'eau froide comme méthode générale de traitement, sans distinction des cas auxquels on a affaire. Nous émettons cette opinion, en nous basant sur la connaissance de la marche naturelle des maladies. Nous savons, en effet, que lorsque la fièvre typhoïde marche normalement, ou lorsqu'elle affecte les allures du type bénin, la guérison est la terminaison la plus commune de la maladie. Il en est de même pour les fièvres éruptives qui ont une durée connue, une évolution pour ainsi dire tracée d'avance, et qui, elles aussi, finissent généralement par la guérison. Pour nous, il ressort de l'étude que nous venons de faire, que l'emploi des affusions froides est avant tout indiqué dans les cas graves, anormaux ou insolites. Nous ne nous étendrons donc pas plus longtemps sur leurs effets thérapeutiques, en énumérant les observations les plus saillantes, ou en recueillant dans les statistiques nombreuses qui ont été faites à ce sujet, les chiffres plus ou moins considérables qu'on a obtenus en faveur de l'application méthodique des affusions froides dans tous les cas de fièvres typhoïdes ou de fièvres éruptives.

Nous pouvons dès maintenant résumer, comme étant le résultat de toutes les expériences et de toutes les observations faites par les auteurs sus-nommés, l'action thérapeutique des affusions froides, comme suit :

1° Elles diminuent la température de 0,5°3 centigrades (Currie, Kernig, Jürgensen).

2° Elles favorisent tout spécialement le rétablissement d'une respiration large et profonde, en activant le fonctionnement des fibres musculaires qui entrent dans la composition des tissus pulmonaire et bronchique (Currie, Reuss, Liebermeister).

3° Elles favorisent la circulation périphérique, en activant la contraction des vaisseaux capillaires et rétablissent ainsi les fonctions si importantes de l'enveloppe cutanée (Reuss, Liebermeister, Jürgensen).

4° De la même manière elles facilitent les phénomènes d'échange dans le tissu musculaire en général ; circonstance qui contribue favorablement à la possibilité d'une respiration normale, en mettant les muscles thoraciques et abdominaux à même de fonctionner régulièrement.

5° Elles empêchent par cela même la formation des produits régressifs, qui s'observent si souvent dans différents tissus ; nous voulons parler des collections purulentes, des destructions moléculaires dans les muscles, et des dégénérescences graisseuses habituelles dans la fièvre typhoïde (Weisflog, Liebermeister).

6° Elles favorisent en général toutes les sécrétions physiologiques (Currie, Brand).

7° Elles rendent la peau souple, moite et fraîche, de sèche et brûlante qu'elle était (Fröhlich).

8° Elles calment l'agitation nerveuse et réveillent l'activité cérébrale (Liebermeister).

9° Elles procurent un bien-être général, que les malades éprouvent constamment, et qui les soulage notablement au moins pendant un certain temps. Il s'ensuit généralement du sommeil et du calme (Currie).

10° Elles diminuent la fréquence du pouls du 8,20, 30, pulsations (Currie, etc.).

11° Elles débarrassent le malade d'un symptôme très-pénible, la céphalalgie (Currie).

Avant d'aller plus loin, il nous semble indispensable de formuler quelques règles très-importantes, pour instituer l'emploi rationnel des affusions froides. Nous nous servirons, à cet effet, des observations nombreuses faites par les médecins qui ont le plus eu l'occasion de les appliquer dans la fièvre typhoïde.

Currie recommande ce procédé, chaque fois que la température du malade dépasse d'une manière prolongée la moyenne, relative à la période à laquelle se trouve la maladie. Spécialement voulait-il qu'on le fasse dans le stade de la plus grande exacerbation, ou bien lorsque celle-ci commence à diminuer; donc préférablement de six à neuf heures du soir. Plus tard, il dit qu'il est bon de es employer deux fois par jour, matin et soir.

Brand et Liebermeister (ce dernier parle à ce sujet plutôt du procédé hydrothérapique en général) prescrivent leur application chaque fois que pendant le jour ou pendant la nuit, la température atteint 39° c. De cette façon, ils arrivaient en général à 100-200 affusions pendant la durée d'une fièvre typhoïde, c'est-à-dire à 8, 12, 20 en vingt-quatre heures.

Nous, qui ne pensons pas qu'il faille employer les affusions froides comme traitement applicable à tous les cas de fièvre typhoïde, sans exception, nous croyons utile de restreindre, en thèse générale, leur application à 2-4 fois en vingt-quatre heures. Il est cependant bon de ne pas en faire une règle absolue, car nous avons lieu de croire qu'il y a certains cas très-graves, où il est peut-être urgent de les appliquer chaque fois que la température *dépasse* 39°,5 c.

Ces applications tomberont, en général, de préférence sur midi, entre cinq et six heures du soir, et entre onze et deux heures dans la nuit. Voilà pour ce qui est du moment précis de leur application.

Mais si on veut se servir méthodiquement des affusions froides, comme du reste, de tout autre procédé hydrothérapique, il est absolument de rigueur de faire des mensurations thermométriques *aussi souvent que possible*. Presque tous les auteurs s'accordent en insistant sur l'importance de cette prescription et recommandent de les faire toutes les heures.

Il est bien entendu que le médecin, qui ne peut pas toujours être près du malade, est dans l'impossibilité de se charger d'un pareil office; mais il n'y a aucun inconvénient à ce que les infirmiers, les sœurs de charité ou les personnes qui soignent le malade soient investis de cette fonction. Il existe nombre de services d'hôpital, en Allemagne, où cela se pratique ainsi sur une large échelle et avec les meilleurs résultats. On peut même avec des instructions précises, laisser les personnes qui font ces mensurations thermométriques, juges elles-mêmes de l'opportunité des affusions (Ziemssen).

Il est bon d'employer, dans ce but, les thermomètres *a maxima*, pour que la mensuration soit aussi exacte que possible ; de plus, en général, laisser le thermomètre dans l'aisselle pendant 4-5 minutes ; nous croyons cet endroit le plus commode pour les malades et pour le médecin. Quelques auteurs ont recommandé de l'y laisser jusqu'à ce qu'on n'observe plus aucun changement pendant une minute entière.

§ V. — Indications et contre-indications pour l'emploi des affusions froides dans la fièvre typhoïde.

Les indications reposent sur tout ce qui précède et découleront ainsi tout naturellement des phénomènes que nous avons indiqués, comme se produisant sous l'influence de ce procédé hydrothérapique.

Elles sont indiquées : 1° Lorsque la température dépasse 39°,5 d'une manière prolongée ; donc, généralement plutôt dans les cas qui appartiennent au type régulier grave (Sée) ;

2° Lorsqu'il se produit des phénomènes nerveux

graves, tels que délire furieux, carphologie soubresauts des tendons, agitation violente, coma, insensibilité générale ou stupeur prononcée;

3° Lorsqu'on observe une respiration insuffisante, superficielle et irrégulière;

4° Lorsque le cœur et le pouls battent 130 à 140 fois par minute, et que les battements sont faibles et irréguliers;

5° Enfin, lorsque la peau et très-sèche et brûlante.

Comme on le voit, nous aurions presque pu réduire ces indications à une seule, la première, puisque les 4 autres sont solidaires de celle-ci. Mais nous ne l'avons pas fait, parce qu'il peut se trouver des cas dans lesquels quoique la température ne soit pas au-dessus de 39.5°, il se produit un ou plusieurs des phénomènes graves que nous venons de citer.

Sont des contre-indications formelles :

1° Les hémorrhagies intestinales, car tous les auteurs, à l'exception de Brand, s'accordent à déclarer que dans ce cas ils ont observé plutôt une augmentation fâcheuse et une répétition plus fréquente de ce grave accident.

2° Les perforations intestinales; car on sait que dans ces circonstances, le moindre mouvement est extrêmement douloureux au malade. Les remarquables travaux de M. le professeur Béhier autorisent à recommander dans ces cas l'application continue sur le ventre, tout spécialement des vessies, remplies de glace.

Ne sont pas des contre-indications :

1° L'existence d'une bronchite plus ou moins étendue, plus ou moins intense, même lorsqu'elle est capillaire, tous les auteurs sont d'accord sur ce point.

2° La présence d'une pneumonie, qu'elle soit catarrhale ou hypostatique; qu'il y ait du collapsus pulmonaire ou des infarctus hémorrhagiques (Fröhlich, Jürgensen) ; mais dans ces circonstances il est nécessaire de suivre exactement la manière de procéder, que nous avons donnée dans le chapitre 1. On pourrait au contraire presque dire que les affusions sont spécialement indiquées dans ces cas.

3° L'existence de diarrhées plus ou moins abondantes. On a au contraire noté leur fréquence et leur abondance beaucoup moins grande après l'application des affusions froides (Jürgensen).

4° La présence des règles n'empêche en aucune façon l'emploi des affusions. Currie, Brand, et tous les auteurs modernes n'y ont jamais remarqué aucun inconvénient. Il est rare, du reste, de les rencontrer pendant une fièvre typhoïde.

5° Les épistaxis non plus ne contre-indiquent ce procédé.

6° Devons-nous enfin noter encore l'aversion qu'éprouvent certains malades à subir une affusion froide? Nous avons pensé bien faire, en la signalant, parce qu'on la rencontre assez souvent, surtout lors des premières applications et dans la pratique civile où on a beaucoup plus à compter avec les préférences du malade et les préjugés de la famille. En semblable occurrence, il faut que le médecin persiste avec fermeté, non-seulement parce qu'il aura jugé nécessaire et urgent l'emploi de ce traitement, mais aussi parce que tous les malades, sans exception presque, s'habituent très-promptement aux affusions froides et ne tardent même pas, dans la plupart des cas, à les désirer impatiemment ou au moins les supportent-ils avec beaucoup plus de docilité qu'au commencement (Jürgensen).

B. CONTRE LES FIÈVRES ÉRUPTIVES, LA SCARLATINE, LA ROUGEOLE ET LA VARIOLE.

Tous les auteurs indiqués précédemment ont employé les affusions froides également dans les fièvres éruptives ; nous pouvons par conséquent nous dispenser de revenir sur la question d'historique à propos de ces maladies.

Selon la division au point de vue thermométrique de M. le professeur Sée, la scarlatine appartient avec la variole, la pneumonie, la fièvre éphémère, l'amygdalite et l'érysipèle au deuxième groupe de maladies. La rougeole y rentre aussi, mais elle se rapproche beaucoup, dans les premiers jours au moins, de la fièvre typhoïde.

Une description détaillée de la marche et des symptômes de ces trois maladies nous entraînerait trop loin et ne correspondrait plus aux limites restreintes que nous nous sommes tracées pour cet ouvrage. Il suffira donc de donner ici quelques indications sur la marche de la température dans ces affections, puisque le traitement par les affusions froides, comme nous avons eu souvent l'occasion de le dire, doit être dirigé principalement contre la haute température. Les accidents et les complications sont à peu près les mêmes que dans la fièvre typhoïde; de sorte que, lorsque nous traiterons des indications et contre-indications des affusions dans ces maladies, nous n'aurons à peser que sur les phénomènes différents qui peuvent s'y présenter.

La scarlatine est caractérisée par une montée rapide de la température, montée qui s'effectue presque toujours en douze heures; elle atteint dès ce moment 42° et peut même aller jusqu'à 43° centigrades. C'est, du reste, dans cette maladie, qu'on a observé les plus hautes températures.

Currie a rencontré une fois 44,4° c., et Wunderlich même, le chiffre incroyable de 45.3° c. La fièvre se maintient, même après l'éruption, qui a lieu à la fin du premier jour, et la température reste au maximum pendant quatre à cinq jours, quelquefois même huit jours. A partir de là, elle décroît lentement et graduellement.

La rougeole se comporte différemment, elle présente une montée graduelle avec rémissions matinales. Les dernières, cependant, sont en générale plus considérables que dans le cas de fièvre typhoïde. Elle n'arrive par contreque très-exceptionnellement au delà de 39° c., et met quatre ou cinq jours pour y parvenir. Le maxi mum de la température se maintient seulement pendant un ou deux jours (Sée).

La variole offre une marche semblable à celle d'une fièvre continue, mais sans aucune rémission le matin, jusqu'au quatrième jour. Cela se passe ainsi lorsqu'elle est discrète ou s'il s'agit d'une varioloïde, même la plus bénigne. Elle arrive à 40-40.5° c. Après l'éruption, qui a lieu le quatrième jour, il y a une défervescence rapide et presque instantanée. La variole confluente et la variole discrète grave se montrent déjà le troisième jour. Dans la première, la température monte en vingt-quatre heures à 40°.

Les indications de l'emploi des affusions froides diffèrent de celles que nous avons données au sujet de la la fièvre typhoïde, en ce qu'ici on ne peut pas ériger en règle de conduite l'élévation de la température au delà de 39.5°. Cela est tout naturel, puisque nous voyons dans la scarlatine, par exemple, toujours et dès les premières douze heures déjà une température au-dessus de 39.5° degrés, quoique, malgré cela, et c'est même la règle, la maladie se termine favorablement. Il en est de même pour la variole confluente ou discrète lorsqu'elle est bénigne, puisque l'observation nous apprend que la terminaison favorable, même sans l'intervention active du médecin, arrive dans la grande majorité des cas.

Il n'en est pas ainsi avec les varioles confluentes et discrètes graves, la scarlatine et la rougeole irrégulières. Là, les complications peuvent être très-sérieuses, le plus souvent mortelles; une intervention énergique devient alors nécessaire.

Nous recommandons donc les affusions froides chaque fois qu'on aura affaire à des phénomènes nerveux intenses, tels que délire, prostration très-grande, fréquence considérable et faiblesse du pouls, convulsions, paralysies, coma ou collapsus. Telles sont du reste les indications que l'illustre et regretté professeur de l'Hôtel-Dieu, Trousseau, a formulées nettement dans ses Leçons cliniques. La crainte qu'on a le plus souvent de faire rentrer l'éruption, comme on dit, est complétement illusoire, attendu que jamais on n'a pu observer un pareil événement. Une éruption mal dessinée et faible, sa disparition, son retard ou bien son absence totale, constituent au contraire une indication pour l'emploi des affusions.

Lorsque la variole ou la rougeole est hémorrhagique, les affusions froides ne paraissent pas augmenter ce symptôme inquiétant, comme dans la fièvre typhoïde. Sans cependant en faire une indication spéciale, nous pensons que des hémorrhagies concomitantes n'excluent pas aussi catégoriquement que dans la fièvre typhoïde l'emploi des affusions froides.

M. Bucquoy a eu occasion de traiter aussi, et avec succès, une variole hémorrhagique grave, à l'Hôtel-Dieu, lorsqu'il y remplaçait le professeur Grisolle.

C'est ici le moment de dire que les affusions sont avantageusement combinées avec des lotions froides, faites cinq ou six fois dans la journée, telles que M. le professeur Sée les a prescrites dans les scarlatines malignes qu'il a traitées par ce procédé. Winternitz, dans son travail récent, loue beaucoup l'emploi simultané d'enveloppements froids autour du tronc, spécialement dans la fièvre typhoïde. Ces enveloppements se font à l'aide d'un drap plié en deux ou en trois, et imprégné d'eau froide; ils sont appliqués après chaque affusion, et paraissent prolonger de beaucoup la durée de l'abaissement de chaleur qu'on obtient par l'affusion. D'après ces nombreuses observations, nous nous croyons autorisé à recommander ce procédé, comme complément à l'étude que nous venons de faire des affusions froides.

CONCLUSIONS.

I. Les affusions froides constituent un procédé hydrothérapique très-usité en Angleterre et en Allemagne; beaucoup moins en France.

II. Elles sont surtout avantageuses dans la fièvre typhoïde et les fièvres éruptives.

III. Elles agissent sur le phénomène principal et le plus constant dans ces maladies : l'élévation de la température, en la diminuant. Elles sont donc antipyrétiques avant tout. Elles diminuent la température de 0,5°-3° centigrades.

IV. Elles favorisent le rétablissement d'une respiration large, profonde et régulière.

V. Elles activent la circulation périphérique par les

contractions rhythmiques et vigoureuses des petits vaisseaux, contractions obtenues par action réflexe.

VI. Elles activent toutes les sécrétions physiologiques.

VII. Elles rendent à la peau sa souplesse, sa moiteur et sa fraîcheur.

VIII. Elles favorisent en général l'apparition de l'éruption, et la rappellent lorsque celle-ci a disparu.

IX. Elles calment l'agitation cérébrale en réveillant l'activité de la circulation cérébrale; elles suppriment donc le délire, le coma, etc, et diminuent la prostration.

X. Elles procurent un bien-être général qui permet au malade de dormir tranquillement.

XI. Elles diminuent la fréquence du pouls de 8, 20, 30 pulsations.

XII. Elles font cesser la céphalalgie.

XIII. Leur action antipyrétique dure pendant deux, six et huit heures.

XIV. Elles doivent être répétées en moyenne deux, quatre fois dans vingt-quatre heures.

XV. Elles sont spécialement indiquées dans les cas graves de fièvre typhoïde ou d'une des fièvres éruptives malignes.

XVI. Elles n'ont pas d'action sur la durée de ces maladies, mais les rendent légères, ou en diminuent la gravité.

XVII. Elles ne trouvent pas leur indication dans toutes les fièvres typhoïdes ou dans toutes les fièvres éruptives sans exception ; elles ne constituent donc pas une méthode générale à l'exclusion de tout autre traitement concomitant.

XVIII. On les associe avantageusement aux enveloppements froids du tronc ou aux lotions froides pratiquées simultanément.

XIX. Leur application est facile, et n'est point désagréable aux malades.

XX. Leur emploi méthodique et rationnel est basé sur la clinique physiologique.

INDEX BIBLIOGRAPHIQUE

1687. Bonetus. Labyrinth. med.; Genève, p. 230.

1697. Floyer. Inquiry into the right use of the hot, cold and temperate baths in England; London.

1710. Boerhaave. Aphorismes. Cite Septalius du xvie siècle.

1712. Hoffmann. De Aqua medicina universali; Halæ.

Noguez. Explication physique des effets de l'eau.

Hancocke. Febrifugum magnum, or Common Water, the best cure of fevers; London.

1728. Fischer. De Remedio rusticano Variolus per balneum curandi; Viennæ.

1729. Cyrillo. De Frigidæ æquæ in febribus usu, in Philosophical Transactions, t. XXXVI, p. 142.

1730. Smith. Traité des vertus médicinales de l'eau commune, traduct. franç.; Paris.

1736. Sanguez. Vid. Comment. lit. Norimb. hebdom., XX, p. 153.

1738. Sieg. Hahn (père). Psychroluposia vetus renovata, jam recocta; Schweidnitz.

J.-S. Hahn (fils). Unterricht von Kraft und Wirkung des Kalten Wassers bei dessen innerlichen und äusserlichen Gebrauche.

1754. J.-G. Hahn (fils). Acta physico-medica Academiæ Cæsareæ Leopoldino-Carolinæ. Naturæ Curiosorum.

1760. De Haen. Ratio medendi in nosocomio pract., t. II, ed. 2. Vindob., chap. 10, p. 133.

1761. Watson (W.). Account of Experiments on the most successful methods of inoculating the finallpox.

1781. Samoïlowitz. Lettres sur les expériences des frictions glaciales pour la guérison de la peste et autres maladies putrides; Paris.

1786. Wright. London med. Journal.

1790. Currie (James). London med. Society.

1791. Jackson. A treatise on the fevers of Jamaïca, etc.; London.

1791. Brandreth. Medical Commentaries.

1792. Id. id. id.

Currie (J.). London medical Society.

1794. Braudis (J.-D). Journal der Erfuidungen, Bd. II.

1797. Wright. Medical Facts and observations; London.

Mac-Lean. An Inquiry into the nature and causes of the great mortality among the troops of St-Domingo; London.

1798. Currie (James). Reports on the effets of water, cold and warm, as a remedy in fever and other diseases; London.

Pomme. Traité des affections vaporeuses, 6e édition; Paris, an VII.

1803. Brandis. Dans Horn, Archiv f. med. Erfahrung, H. 1.

1805. Giannini. Delle natura delle febri e del miglior metodo di curarle; Milano, trad. franç. par Heurteloup. Paris, 1808.

1808. Jackson. An Exposition of the Practice of Affusing cold Water on the surface of the Body for the cure of fever, etc.; Edinbourg.

Kolbany (P.). Beobachtungen über den Nutzen des lauen und kalten Waschens im Scharlachfieber; Pressbourg.

1811. Kolbany. Bemerkungen über den Typhus in Pressburg.

1813. Pavet de Courleillę. Immersions et affusions froides. Thèse de Paris.

1814. Reuss. Wesen der Exantheme mit Anleitung, alle pest artigen krankheiten, einfach, leicht, geschwind und sicher zu heilen; Aschaffenburg.

Horn. Heilung des ansteckenden Nerven und Lazareth fiebers.

1817. Jackson. Sketch of the history and cure of febrile diseases; London.

1820. Bateman. Abrégé pratique des maladies de la peau, traduct. de Bertrand; Paris.

1821. Guersant. Art. Affusion, in Dictionn. de méd., 1re édit., et 2e édit., 1832; Paris.

1822. Hufeland. Journal der pracktischen Heilkunde.

Fröhlich (Ant.). Ueber die Wirkungen ausserlich angewendeten Kalten Wassers, in Supplement stück du Journal de Hufeland.

Pitschaft. Ibidem.

Reuss. Ibidem. Là sont indiqués les travaux particuliers de Horn, Grohmann, Marcus, Hirsch, Reich, Dähne, Hildebrand, Dzondi, etc., sur les affusions.

1829. Jolly. Art. Affusion, in Dictionn. de méd. et de chir. prat.; Paris.

1833. Fuster. Des Bains et Affusions d'eau tempérée dans le traitement de certaines névroses. Bull. de thérap., t. IV, p. 140.

Martinet. De l'Emploi des affusions froides dans quelques maladies. Bullet. de thérapeut., p. 174.

1834. Guiltet. Essai sur les affusions. Thèse de Paris.

1839. La Corbière. Traité du froid, de son action, de son emploi intus et extra, etc.; Paris.

Gavarret. Recherches sur la température du corps humain dans la fièvre intermittente, p. 22 et sq.

1841. Lauda (Th.-Jos.). Die Behandlung der häutigen Bräune durch Begiessung mit kaltem Wasser in Oesterr. med. Jahrb., Bd. XXIII, et Schmidt's Jahrb., t. XXIX, p. 332.

1842. Le même. De l'Emploi des affusions froides dans les cas de délire essentiel. Bullet. de thérapeut., t. XXII, p. 210.

1843. Scoutetten. De l'Eau sous le rapport hygiénique et médical; Paris.

1844. Hallmann. Ueber eine zweskmässige Behandlung des Typhus; Berlin.

1845. Schédel. Examen clinique de l'hydrothérapie; Paris.

Scoutetten. De l'Hydrothérapie; Paris.

1847. Jacquez. Recherches statistiques sur le traitement de la fièvre typhoïde par les réfrigérants. Archives gén. de méd., t. XIV.

Beau. Emploi des ablutions froides dans la fièvre typhoïde. Gazette des hôpitaux, p. 515.

1848. Stackler. Union médicale (mars), n° 23.

Tessier. Traitement de la fièvre typhoïde par les affusions froides. Gazette médicale de Paris, p. 613.

1849. Stein (Jul.). Inaugural Dissertation : Ueber die Auwendung der Kalten Bäder und Begiessungen im Typhus; München.

1850. Hallmann. Zwei mit Wasser behandelte fälle von Abdominal Typhus; Coblentz.

Stackler. Note sur le traitement de la fièvre typhoïde au dernier degré par les affusions et les enveloppes froides. Revue méd.-chirurg., t. VII, p. 78.

1852. Zuccarini. Wien. med. Wochenschrift, n°s 4-7.

1854. Spender (John Kent). De l'Emploi des affusions froides et des affusions chaudes dans certaines formes de céphalalgie, in Association med. Journal, p. 307. Extr. de la Gazette hebdomad. de méd. et de chir.; Paris, t. I, p. 652.

Friedreich. Bericht über 33 im Julius spitale abgelaufene Fälle von Abdominal-Typhus. Verhandl. der Würzburg. phys. med. Pesellsch., Bd. IV, p. 289.

1855. Schützenberger. De l'Emploi des affusions froides répétées dans la méningite et l'hydrocéphale aigu, in Gazette méd. de Strasbourg, t. XV, p. 32.

Thierfelder. Archiv f. physiol. Heilkunde, p. 173.

Gavarret. De la Chaleur produite par les êtres vivants, p. 299 et sq.

1856. Reynier (Alex.). De l'Emploi des affusions froides en médecine. Thèse de Paris.

Diemer. De l'Hydrothérapie comme moyen abortif des fièvres typhoïdes; Paris.

Vogel. Klinische Untersuchungen über den Typhus; Erlangen.

Kern. Wien. med. Wochenschr. (Juni), n°s 26-28.

Ficke. Mediz. Physik.; Braunschweig.

1857. Trousseau. Des Affusions froides dans le traitement des accidents nerveux ataxiques de la scarlatine et du délire féfrile dans cette maladie. Union médicale, p. 411.

Ott. Bericht über das Jahr., 1855-56.

1859. Delmas. Recherches historiques et critiques de l'emploi de l'eau en médecine et en chirurgie. Thèse de Paris.

Liebermeister. Deutsche Klinik, n° 40, p. 394.

1860. Speck. Archiv f. gemeinschaftl Arbeiten, Bd. V, H. 2 et 3.

1861. Liebermeister. Reichert v. Dubeis-Reymond's Archiv, p. 28.

Brand (E). Die hydrotherapie des Typhus; Stettin., p. 163 et sq.

1861. Oppenheimer. Lehrbuch der physikalischen Heilmittel; Wurzbourg, p. 249.

1862. Ziemssen. Pleuritis und Pneumonie im Kindesalter; Berlin, p. 11.

Trousseau et Pidoux. Traité de thérapeutique méd., 7e édit., p. 735 et sq., art. Hydrothérapie et Froid.

Brand (E.). Zur hydrotherapie des Typhus; Stettin, p. 26.

1864. Weisflog. Deutsches Archiv f. klin. Medizin, II et III.

Kernig. Inaugural Dissertation. Experimentelle Beiträge zur kenntniss der Wärmeregulirung beim Menschen; Dorpat.

Griesinger. Infections Krankheiten, Aufl 2, p. 188, trad. franç. par Lemattre, 1868.

Thomas. Archiv der Heilkunde, p. 431 et 527.

Zenker. Ueber die Veränderungen der willkührlichen Muskeln im Typhus abdom.: Leipzig, p. 120.

1865. Liebermeister. Klinische Untersuchungen über das Fieber. Prager Vierteljschr., Bd. LXXXV, p. 7 et sq.

Le même. Deutsche Klinik, n° 4. Casuistiche Beiträge zur Theorie der febrilen Temperatursteigerung.

Wnnderlich. Arch. der Heilkunde, p. 14 et sq.

Bäumler. Klin. Beobachtungen über Abdom.-Typhus in England. Ach. f. klin. Med., Bd. III.

Sée (G.). Leçons de physiologie clinique. Gazette des hôpit., numéro du 8 août et suivants.

1865. Tartivel (A.). Article Affusions dans le Dictionnaire encycloped. des sciences médicales, t. II, p. 57 et sq.

Trousseau. Clinique médic. de l'Hôtel-Dieu, t. I, p. 118, 2e édit., art. Scarlatine, et p. 244, art. Fièvre typhoïde.

1866. Barth (C.). Beiträge zur Wasserbehandlung des Typhus. Dissertation; Dorpat.

Jürgensen. Arch. f. klin. Med., Bd. IV, H. 3 et 4, p. 322.

Kohlschütter. De Corporis pondere per typhum abdominatem mutato meditationes; Halis.

Wanner. De la Guérison constante, quinze jours au plus tard après l'application de mon traitement et sans nulle convalescence, de toute fièvre typhoïde, etc. Médecine contemporaine, n° 14.

Niemeyer. Éléments de pathologie interne et de thérapeutique, art. Fièvre typhoïde et éruption; Paris.

Fleury. Traité thérapeutique et clinique d'hydrothérapie. Paris. p. 422-424, 3e édition.

1867. V. Wahl (Ed.). Zur kenntniss der Wärmeregulirung bei Fiebernden. Petersb. med. Zeitschr., Bd. XV.

Obermier. Berl. klin. Wochenschr., nos 8 et 9.

Biermer. Mittheilungen über die medig. Klinik in Zurich.

Peter (M.). Des Relations entre les modifications de la température, etc. Conclusions d'un travail communiqué à l'Acad. imp. de méd. Gazette des hôpit., n° 47, p. 186.

Liebermeister et Hagenbach. Aus der mediz. Klinik zu Basel : Beobachtungen und Versuche über die Anwendung des Kalten Wassers bei fieberhaften krankheiten, p. 91 et sq.

1868. Liebermeister. Deutsches Archiv f. klinik Med., Bd. IV.

Wunderlich. Das Verhalten der Eigenwärme in Krankheiten; Leipzig, p. 83 et sq.

Mosler. Erfahrungen über die Behandlung des Typhus exanthemat. Greifswald.

Winternitz (W.) Weitere Beiträge zur rationellen Begründung der Hydrotherapie. Wien. med. Presse, nos 10 et 11.

Bonsaing. De la Thérapie du rhumatisme articulaire aigu et chronique. Wien. med. Presse, n° 38, p. 897.

Mecklenburg. Hydrothérapie dans la Fièvre typhoïde. Berl. klin. Wochenschr., n° 37, p. 383.

Scoutetten. Rougeole et scarlatine ; erreurs et préjugés concernant le traitement de ces maladies. Gazette des hôpit., nos 103-104.

Bucquoy. Gazette des hôpitaux, n° 11.

1869. Küchenmeister. Berl. klin Wochenschr., n° 3.

Le même. Die therapeutische Anwendung des kalten Wassers bei fieberhaften krankheiten ; Berlin.

Senator. Virchow's Archiv, Bd. XLV, p. 351 et sq.

Gerhardt. Ueber Kaltwasserbehandlung des Adomin.-Typhus. Wien. med. Presse, n° 1.

Sée (G.). Du Diagnostic des Fièvres par la température, dans les nos 34, 35, 39, 46 de la Gazette des hôpit. et les Bullet. de thérapeut.

Winternitz. De l'Hydrothérapie dans la fièvre typhoïde. Wien. med. Presse, nos 10, 12, 15, 16, 18, 21, 23.

1870. Ziemssen et Immermann. Die Kaltwasserbehandlung des Typhus abdom. Clinique d'Erlangen ; Leipzig.

TABLE DES MATIÈRES

A. Parent, imprimeur de la Faculté de Médecine, rue M.-le-Prince, 31.

LIBRAIRIE ADRIEN DELAHAYE

BAZIN. LEÇONS THÉORIQUES ET CLINIQUES SUR LES AFFECTIONS CUTANÉES DE NATURE ARTHRITIQUE ET DARTREUSE, 2e édit. 1 vol in-8. 7 fr.

BERGEON. DES CAUSES ET DU MÉCANISME DU BRUIT DE SOUFFLE 3 fr.

— THÉORIE DES BRUITS PHYSIOLOGIQUES DE LA RESPIRATION. 1 fr.

BERTIN. ÉTUDE CLINIQUE DE L'EMBOLIE DANS LES VAISSEAUX VEINEUX ET ARTÉRIELS. 1 vol in-8, ouvrage couronné. 8 fr.

CAZENAVE (A). PATHOLOGIE GÉNÉRALE DES MALADIES DE LA PEAU. 1 vol. in-8. 7 fr.

CAZENAVE (A.). COMPENDIUM DES MALADIES DE LA PEAU ET DE LA SYPHILIS. 2 fascicules sont en vente, prix de chaque. 3 fr.

FORT. ANATOMIE DESCRIPTIVE ET DISSECTION, contenant un précis d'embryologie, la structure microscopique des organes et des tissus, 2e édit. 3 vol. in-12 avec 662 fig. dans le texte. 25 fr.

FORT. TRAITÉ ÉLÉMENTAIRE D'HISTOLOGIE. 1 vol. in-8. 5 fr. 50

FOUCHER. TRAITÉ DU DIAGNOSTIC DES MALADIES CHIRURGICALES, 1re partie. 1 vol. in-8. avec fig. dans le texte. 6 fr.
Deuxième partie, 1 vol. in-8. 3 fr.

GIRALDÈS. LEÇONS CLINIQUES SUR LES MALADIES CHIRURGICALES DES ENFANTS. 1 fort vol. in-8 avec 65 figures, joli cart. en toile. 14 fr.

GOSSELIN, LEÇONS SUR LES HERNIES. 1 vol. in-8. 7 fr.

GOSSELIN, LEÇONS SUR LES HÉMORRHOIDES. in-8. 3 fr.

GRIESINGER. DES MALADIES MENTALES ET DE LEUR TRAITEMENT, suivies d'un appendice sur la paralysie générale par M. Baillarger. 1 fort vol. in-8. 9 fr.

HARDY, LEÇONS SUR LES MALADIES DE LA PEAU. 1 vol. in-8, cart. 12 fr. 50

LABORDE. LE RAMOLLISSEMENT ET LA CONGESTION DU CERVEAU CHEZ LE VIEILLARD. 1 vol. in-8 avec 1 planche coloriée. 6 fr.

RELIQUET. TRAITÉ DES OPÉRATIONS DES VOIES URINAIRES, opérations de l'urèthre. 1 vol. in-8 avec fig. 5 fr.

WECKER. TRAITÉ THÉORIQUE ET PRATIQUE DES MALADIES DES YEUX, 2e édit. avec un grand nombre de figures. 2 volumes cartonnés. 26 fr.

Paris. A. PARENT, imprimeur de la Faculté de Médecine, rue Mr-le-Prince, 31.

www.ingramcontent.com/pod-product-compliance
Lightning Source LLC
La Vergne TN
LVHW020037170826
845678LV00001B/303
* 9 7 8 2 3 2 9 6 9 2 8 5 2 *